全国高等医药院校教材配套用书

轻松记忆"三点"丛书

系统解剖学速记

（第3版）

阿虎医考研究组　编

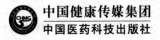

中国健康传媒集团

中国医药科技出版社

内容提要

本书是"轻松记忆'三点'丛书"之一，根据全国高等教育五年制临床医学专业教学大纲和执业医师考试大纲编写而成。本书为全国高等教育五年制临床医学专业教材《系统解剖学》的配套辅导用书。全书除绪论外共21章，涉及骨学、关节学、肌学、消化系统等，重点突出、条理清晰，既切中要点又充分保留了学科系统的完整性，重点、难点和考点一一呈现，章末的"小结速览"高度概括本章的主要内容。

本书是高等医学院校五年制医学生专业知识复习、记忆和应考的必备辅导书，同时也可作为执业医师考试的备考用书。

图书在版编目（CIP）数据

系统解剖学速记／阿虎医考研究组编．—3版．—北京：中国医药科技出版社，2019.10
（轻松记忆"三点"丛书）
ISBN 978-7-5214-1419-6

Ⅰ.①系…　Ⅱ.①阿…　Ⅲ.①系统解剖学–医学院校–教学参考资料　Ⅳ.①R322

中国版本图书馆 CIP 数据核字（2019）第 223015 号

美术编辑　陈君杞
版式设计　南博文化

出版　**中国健康传媒集团**｜中国医药科技出版社
地址　北京市海淀区文慧园北路甲 22 号
邮编　100082
电话　发行：010-62227427　邮购：010-62236938
网址　www.cmstp.com
规格　787×1092mm $\frac{1}{32}$
印张　9 ¼
字数　190 千字
初版　2010 年 4 月第 1 版
版次　2019 年 10 月第 3 版
印次　2024 年 6 月第 3 次印刷
印刷　大厂回族自治县彩虹印刷有限公司
经销　全国各地新华书店
书号　ISBN 978-7-5214-1419-6
定价　29.00 元

获取新书信息、投稿、为图书纠错，请扫码联系我们。

出 版 说 明

　　轻松记忆"三点"丛书自2010年出版以来，得到广大读者的一致好评。应读者要求，我们进行了第三次修订，以更加利于读者对医学知识"重点、难点、考点"的掌握。

　　为满足普通高等教育五年制临床医学专业学生考研、期末复习和参加工作后执业医师应考需要，针对医学知识难懂、难记、难背的特点，本丛书编者收集、整理中国协和医科大学、北京大学医学部、中国医科大学、中山大学中山医学院、华中科技大学同济医学院等国内知名院校优秀本科、硕士（博士）研究生的学习笔记和学习心得，在前两版的基础上对丛书内容进一步优化完成编写。

　　本丛书依据普通高等教育本科临床医学专业教学大纲编写而成，有利于学生对医学知识的全面把握；编写章节顺序安排与相关教材呼应，符合教学规律；对专业知识进行梳理，内容简洁精要，既保留学科系统的完整性又切中要点，重点突出；引入"重点、难点、考点"模块，让学生能够快速理解和记忆教材内容与要点，"小结速览"模块能够加深和强化记忆，方便学生记忆应考。

　　我们鼓励广大读者将本丛书内容同自己正在进行的课程学习相结合，充分了解自己学习的得失，相互比较，互通有无。相信经过努力，必定会有更多的医学生能亲身感受到收获知识果实的甜美和取得成功的喜悦。

本丛书是学生课前预习、课后复习识记的随身宝典，可供普通高等教育五年制临床医学专业本科、专科学生学习使用，也可作为参加医学研究生入学考试、国家执业医师资格考试备考的复习用书。

中国医药科技出版社

2019 年 9 月

前言
QIANYAN

系统解剖学是一门重要的医学基础课，主要研究人体的形态结构。它为学习其他基础学科、临床医学提供了相关的人体形态学知识，只有熟悉和掌握人体正常的形态结构，才能更好地分析和理解人体的正常生理功能与病理变化，进而结合临床知识及必要辅助检查对疾病做出正确的诊断和治疗。

系统解剖学的内容多、知识点广泛，需要掌握的考点也很多。本书针对学习的重点、复习要点和考试难点进行编写，内容包括骨学、关节学、肌学、消化系统、呼吸系统、泌尿系统、生殖系统、神经系统和内分泌系统等多个章节，对深奥的理论知识进行精炼，突出临床实用内容，充分体现本书的实用性。

除上述特点外，本书的突出亮点还表现在以下方面。

1. 开篇点拨，提纲挈领 在每章的开篇，先对重点、考点和难点进行点拨，以表格的形式呈现：如骨学部分，重点在于掌握骨的分类及构造、椎骨特征的比较；成骨的过程难懂难记，是难点，椎骨特征的比较，是考试出题较多的部分，为常考点。这样方便读者根据自己的情况，在复习解剖知识时有所侧重，更快地掌握学习要点。

2. 章末小结速览，强化记忆 每章的末尾部分巧妙设计小结速览，使读者在完成整章学习的基础上对思路进行简单梳理。如骨学部分，对总论（骨的分类和构造）、中轴骨（躯干骨和颅骨）和附肢骨的知识点进行梳理，加深记忆，最终让记忆解剖学知识变得更加简单。

解剖学与临床诊断有着不可分割的联系，本书外观小巧、内容精练简洁，方便您随身携带和随时学习，是您医学路上的必备辅导用书。总之，希望在本书的陪伴下，读者能再攀医学高峰。

编　者
2019 年 7 月

目录
MULU

绪　论

● **重点**　标准解剖学姿势。
○ **难点**　方位术语。
★ **考点**　人体的轴与面。

第一节　人体的分部与器官系统

1. 人体从外形上可分成 10 个局部，人体重要的局部有：头部（包括颅、面部），颈部（包括颈、项部），背部，胸部，腹部，盆会阴部和左、右上肢与左、右下肢。

2. 人体的器官按功能差异，分成 9 大系统，即运动系统、消化系统、呼吸系统、脉管系统（包括心血管系统和淋巴系统）、泌尿系统、生殖系统、感觉器、神经系统、内分泌系统。

第二节　解剖学姿势、方位术语
以及人体的轴与面

一、人体的标准解剖学姿势

身体直立，面向前，两眼平视正前方，两足并拢，足尖向前，双上肢下垂于躯干的两侧，掌心向前。

二、方位术语

1. 上和下　近颅者为上，近足者为下。

2. 前（腹侧）与后（背侧） 距身体腹侧面近者为前，而距身体背侧面近者为后。

3. 内侧和外侧 距人体正中矢状面近者为内侧，远者为外侧。在上肢，内侧又称为尺侧，外侧又称为桡侧。在下肢，内侧又称为胫侧，而外侧又称为腓侧。

4. 内和外 近内腔者为内，远离内腔者为外。

5. 浅和深 距皮肤近者为浅，远离皮肤而距人体内部中心近者为深。

三、人体的轴与面

人体的轴设置为 3 种，互相垂直，即冠状轴、矢状轴和垂直轴；以及互相垂直的 3 种面，即冠状面、矢状面与水平面。

第一章 骨学

● **重点** 骨的分类及构造、椎骨特征的比较。
○ **难点** 成骨的过程。
★ **考点** 椎骨特征的比较。

第一节 总论

一、骨的分类

成人有 206 块骨。

分类依据		分类与分布
根据形态	长骨	分布于四肢，如尺骨和掌骨等
	短骨	分布于连结牢固且较灵活的部位，如腕骨和跗骨
	扁骨	主要构成颅腔、胸腔和盆腔的壁
	不规则骨	椎骨、上颌骨
根据发生		膜化骨
		软骨化骨

1. 骨面的突起 明显高起于骨面的称为突；较尖锐的小突起称为棘；基底较广的突起称隆起；隆起粗糙的称粗隆；线形

的高隆起称为嵴，低而粗涩的嵴称线。

2. 骨面的凹陷 大的凹陷称窝，小的称凹或小凹；长形的凹称沟，浅的凹称压迹。

3. 骨的空腔 骨内的腔洞称腔、窦或房，长形的称管或道。腔或管的开口称口或孔，不整齐的口称裂孔。

4. 骨端的膨大 较圆者称头或小头。椭圆的膨大称髁，髁上的突出部分称上髁。

5. 平滑的骨面称面，骨的边缘称缘，边缘的缺口称切迹。

二、骨的构造

骨由骨质、骨膜和骨髓构成。

1. 骨质 由骨组织构成，分密质和松质。

（1）骨密质：质地致密，耐压性强，分布于骨的表面。

（2）骨松质：呈海绵状，由相互交织的骨小梁排列而成，配布于骨的内部。

2. 骨膜 由纤维结缔组织构成，被覆于关节面以外的骨表面，分为内、外两层。外层致密有许多胶原纤维束穿入骨质，使之固着于骨面，内层疏松。

3. 骨髓 充填于骨髓腔和骨松质间隙内的组织。

（1）红骨髓：胎儿和幼儿的骨髓，有造血和免疫功能。

（2）黄骨髓：5 岁以后，长骨骨干内脂肪组织代替红骨髓，呈黄色，失去造血能力。慢性失血过多或重度贫血时，黄骨髓能转化为红骨髓，恢复造血功能。

4. 骨的血管、淋巴管和神经

（1）血管：长骨的动脉包括滋养动脉、干骺端动脉、骺动脉及骨膜动脉。滋养动脉是长骨的主要动脉，一般有 1~2 支。

大多数动脉有静脉伴行。

（2）淋巴管：骨膜的淋巴管很丰富。

（3）神经：伴滋养血管进入骨内，主要为内脏传出纤维，分布到血管壁；躯体传入纤维则多分布于骨膜。

三、骨的构成、发育及可塑性

1. 骨的构成 ①有机质：骨胶原纤维束和黏多糖蛋白。②无机质：碱性磷酸钙。两种成分的比例，随年龄的增长而变化。

2. 成骨过程

（1）膜化骨：（胚胎第8周）中胚层的间充质分布成膜状→膜内有些细胞分化为成骨细胞，称骨化点（中心）→由此向外做放射状增生，形成海绵状骨质。新生骨质周围的间充质膜成为骨膜→骨膜下的成骨细胞不断增生使骨不断加厚→骨化中心边缘不断产生新骨质，使骨不断加宽→破骨细胞启动破坏程序，成骨细胞再将其改造重建，如此不断，形成膜化骨。此种成骨方式见于一些扁骨，如颅盖骨和面颅骨等。

（2）软骨化骨：间充质先发育成初级骨化中心→胎儿出生前后，长骨骺处出现次级骨化中心→骨化中心被破骨细胞破坏形成骨髓腔→（骨的伸长）骨干与骺之间填充骺软骨，骺软骨再不断增长和骨化→（骨的加粗）外周的骨膜不断造骨→（骨髓腔的扩大）骨髓腔内不断造骨、破骨与重建。接近成年时，骺软骨停止增长，全部骨化，骨干与骺之间遗留一骺线。四肢骨（锁骨除外）和颅底骨的发生属于此型。

3. 骨的可塑性

（1）内分泌因素：成年之前，生长激素分泌过剩，会使骨生长过度而导致巨人症；若分泌不足，则发育停滞导致侏儒症。成年人生长激素分泌过剩，出现肢端肥大症。

（2）维生素：维生素 D 促进肠道对钙、磷的吸收，间接促进骨的钙化。

（3）机械因素：儿童发育期间，加强锻炼对骨的发育很有好处，而长期对儿童进行负重压迫，可引起骨的变形。

第二节　中轴骨

一、躯干骨

躯干骨包括 24 块椎骨、1 块骶骨、1 块尾骨、1 块胸骨和 12 对肋骨。

（一）椎骨

幼年时为 32 或 33 块，分为颈椎 7 块，胸椎 12 块，腰椎 5 块，骶椎 5 块，尾椎 3~4 块。

成年后 5 块骶椎融合成骶骨，3~4 块尾椎长合成尾骨。

1. 椎骨的一般形态　椎骨由前方短圆柱形的椎体和后方板状的椎弓组成。椎体是椎骨负重的主要部分，上下面借椎间盘与邻近椎骨相接。椎体与椎弓共同围成椎孔，各椎孔贯通，构成容纳脊髓的椎管。

2. 各部椎骨的主要特征

（1）颈椎椎体较小，横断面呈椭圆形。上、下关节突的关节面几乎呈水平位。颈椎椎孔较大，呈三角形。横突有孔，称横突孔，有椎动脉和椎静脉通过。第 2~6 颈椎的棘突较短，末端分叉。

	其他名称	特点
第 1 颈椎	寰椎	呈环状，无椎体、棘突和关节突
第 2 颈椎	枢椎	椎体向上伸出齿突，与寰椎齿突凹相关节
第 7 颈椎	隆椎	棘突长，末端不分叉，活体易于触及，常作为计数椎骨序数的标志

（2）胸椎椎体从上向下逐渐增大，横断面呈心形，其两侧面的上、下缘处有半圆形的浅凹称上、下肋凹，与肋头相关节。关节突的关节面几乎呈冠状位，上关节突的关节面朝向后，下关节突的关节面则朝向前。棘突较长，向后下方倾斜，呈叠瓦状排列。

（3）腰椎椎体粗壮，横断面呈肾形。椎孔呈卵圆形或三角形。上、下关节突粗大，关节面几乎呈矢状位，棘突宽而短，水平伸向后方。

（4）骶骨由 5 块骶椎融合而成，呈三角形，底在上，尖向下。

（5）尾骨由 3～4 块尾椎愈合而成，上接骶骨，下端游离为尾骨尖。

颈椎、腰椎、胸椎的特征比较

名称	椎体	椎孔	棘突	关节突、关节面的方向
颈椎	小	有横突孔	较短，末端分叉	水平位
胸椎	有上下肋凹	有横突肋凹	棘突较长，向后下方倾斜，呈叠瓦状排列	冠状位
腰椎	大	粗壮、扁长形	短而宽、向后平伸	矢状位

（二）胸骨

1. 胸骨位于胸前壁正中，分柄、体和剑突三部分。

2. 柄与体连接处微向前突，称胸骨角，可在体表扪及，两侧的肋切迹与第 2 肋软骨相连接，是计数肋的重要标志。

（三）肋

1. 肋共有 12 对，由肋骨和肋软骨组成。

2. 第 1~7 对肋前端直接与胸骨连结，称真肋。

3. 第 8~10 对肋不直接与胸骨相连，称假肋。

4. 肋前端借肋软骨与上位肋软骨连结，形成肋弓。第 11~12 对肋前端游离于腹壁肌层中，称浮肋。

二、颅骨

颅以眶上缘、外耳门上缘和枕外隆凸的连线为界，分为后上部的脑颅与前下部的面颅。

（一）脑颅骨

脑颅骨有 8 块。其中不成对的有额骨、筛骨、蝶骨和枕骨，成对的有颞骨和顶骨，参与构成颅腔。

（二）面颅骨

面颅骨有 15 块。包括成对的上颌骨、腭骨、颧骨、鼻骨、泪骨及下鼻甲，不成对的犁骨、下颌骨和舌骨。面颅骨围成眶腔、鼻腔和口腔。

（三）颅的整体观

1. 颅顶面观　颅腔的顶由额骨、顶骨和枕骨构成，额骨与两侧顶骨连接构成冠状缝，两侧顶骨连接为矢状缝，两侧顶骨与枕骨连接成人字缝。

2. 颅后面观　可见人字缝与枕鳞。

3. 颅内面观

（1）颅底内面凹凸不平，自前向后有三个呈阶梯状加深的陷窝，分别称颅前窝、颅中窝、颅后窝。

（2）颅前窝位置最高，由额骨眶部、筛骨筛板和蝶骨小翼构成。

（3）颅中窝由蝶骨体及大翼、颞骨岩部等构成。

（4）颅后窝位置最深，主要由枕骨和颞骨岩部后部构成。

4. 颅侧面观

（1）由额骨、蝶骨、顶骨、颞骨及枕骨构成，还可见到面颅的颧骨和上、下颌骨。

（2）颧弓将颅侧面分为上方的颞窝和下方的颞下窝。

（3）颞窝前下部较薄，在额、顶、颞、蝶骨汇合处最为薄弱，此处常构成"H"形的缝，称翼点。其内有脑膜中动脉前支通过，骨折时易伤及该动脉，形成硬膜外血肿。

5. 颅前面观　分为额区、眶、骨性鼻腔和骨性口腔。

（四）新生儿颅的特征

新生儿面颅只占全颅的1/8，而成人为1/4。从颅顶观察，新生儿额骨正中缝尚未愈合，多骨交接处间隙的膜较大，称颅囟。颅囟分前囟、后囟、蝶囟以及乳突囟。

第三节　附肢骨

附肢骨包括上肢骨和下肢骨，分别由与躯干相连接的肢带骨和游离的自由肢骨组成。

常考结构：肩胛冈、冈上窝、冈下窝、肩峰、喙突，脊柱缘、外侧缘、上缘，关节盂、盂上结节、盂下结节。

一、上肢骨

骨骼		特点
上肢带骨	锁骨	可在体表扪到。内侧2/3凸向前，外侧1/3凸向后，二者之间交界处较薄弱，骨折多发于此处
	肩胛骨	介于第2到第7肋骨之间。分为二面、三缘和三个角。上角平对第2肋，下角平对第7肋或第7肋间隙，为计数肋的标志
自由上肢骨	肱骨	上端肱骨头与肩胛骨的关节盂形成肩关节，外科颈较易发生骨折。三角肌粗隆为三角肌附着处。桡神经沟为桡神经和肱深动脉经过处，肱骨中部骨折可能伤及桡神经。内上髁后方有一浅沟，称尺神经沟，尺神经由此经过
	桡骨	位于前臂外侧，分为一体两端
	尺骨	位于前臂内侧，分为一体两端
	手骨　腕骨	8块，排成两列，近侧列由桡侧向尺侧分别为：手舟骨、月骨、三角骨、豌豆骨；远侧列为大多角骨、小多角骨、头状骨、钩骨
	掌骨	5块，由桡侧向尺侧，依次为第1~5掌骨
	指骨	14块，拇指有2节，分别为近节指骨、远节指骨，其余各指为3节，分别为近节指骨、中节指骨和远节指骨

二、下肢骨

骨骼		特点
下肢带骨	髂骨	构成髋骨，分为髂骨体和髂骨翼
	坐骨	构成髋骨下部，分为坐骨体和坐骨支
	耻骨	构成髋骨前下部，分为体和上、下支
自由下肢骨	股骨	是人体最长最结实的长骨，长度约为身高的1/4，分一体两端
	髌骨	人体最大的籽骨，与股骨髌面相关节
	胫骨	位于小腿内侧，主要结构有胫骨内侧髁、胫骨外侧髁、髁间隆起、胫骨粗隆、内踝
	腓骨	细长，分为一体两端，上端有腓骨头、腓骨颈，下端有外踝
	足骨　跗骨	7块，分前、中、后三列
	足骨　跖骨	5块，自内侧向外侧依次为第1~5跖骨 跖骨结构：近端为底，与跗骨相接，中间为体，远端称头，与近节趾骨相接
	足骨　趾骨	共14块。踇趾为2节，其余各趾为3节。形态和命名与指骨相同

小结速览

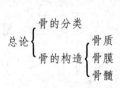

$$
总论
\begin{cases}
骨的分类 \\
骨的构造
\begin{cases}
骨质 \\
骨膜 \\
骨髓
\end{cases}
\end{cases}
$$

$$
中轴骨
\begin{cases}
躯干骨
\begin{cases}
颈椎、腰椎、胸椎的特征比较 \\
胸骨角 \\
肋弓
\end{cases} \\
颅骨
\begin{cases}
脑颅骨 \\
面颅骨
\end{cases}
\end{cases}
$$

$$
附肢骨
\begin{cases}
上肢骨 \\
下肢骨
\end{cases}
$$

第二章 关节学

> ● **重点** 关节的结构；骨盆及膝关节的结构。
> ○ **难点** 关节的分类；椎骨间的连结。
> ★ **考点** 椎骨间的连结；膝关节的韧带及功能。

第一节 总论

骨与骨之间借纤维结缔组织、软骨或骨相连，形成骨连结。骨连结分为直接连结和间接连结。

一、直接连结

（一）纤维连结

两骨之间以纤维结缔组织相连结。

1. 韧带连结 连接两骨的纤维结缔组织呈条索状或膜板状，如椎骨棘突之间的棘间韧带、前臂骨间膜等。

2. 缝 两骨间借少量纤维结缔组织相连，颅骨以此种方式相连。若缝骨化，则成为骨性结合。

（二）软骨连结

1. 透明软骨结合 发生于幼年时期，随着年龄增长，软骨逐渐骨化，形成骨性结合。举例：骺软骨。

2. 纤维软骨联合 举例：椎骨椎体之间的椎间盘、耻骨联合等。

（三）骨性结合

大多是后期多骨融合所致。举例：骶椎椎骨之间的骨性结合，髋臼处髂、耻、坐骨之间的骨性结合。

二、间接连接

（一）关节的基本构造

1. 关节面

（1）每一关节至少包括两个关节面，凸者称为关节头，凹者称为关节窝。

（2）关节面被覆有关节软骨。

2. 关节囊

（1）由纤维结缔组织膜构成，附着于关节周围，封闭关节腔。

（2）关节囊分为内、外两层。外层为纤维膜，由致密结缔组织构成；纤维膜的有些部分，还可明显增厚形成韧带，以增强关节的稳固。内层为滑膜，由疏松结缔组织膜构成，边缘附着于关节软骨的周缘，滑膜富含血管网，能产生滑液，润滑关节。

3. 关节腔　关节囊滑膜层和关节面共同围成的密闭腔隙，内含少量滑液。

（二）关节的辅助结构

1. 韧带　加强关节的稳固性，限制其过度运动。

2. 关节盘和关节唇　由纤维软骨构成。关节盘位于关节面之间，其周缘附着于关节囊，呈圆盘状或半月状，可减缓关节震荡，增加关节活动度。关节唇附着于关节窝周缘，它加深关节窝，增大关节面，增加关节稳固性。

3. 滑膜襞和滑膜囊　滑膜襞由关节囊的滑膜卷折突入关节腔形成。滑膜襞内有时含脂肪，在关节运动时起缓冲作用，其最主要的作用是扩大了滑膜的面积，有利于滑液的分泌和吸收。

（三）关节的运动

滑膜关节的运动形式基本上是沿三个互相垂直的轴所做的运动。

1. 移动 最简单的一个骨关节面在另一骨关节面的滑动，如跗跖关节、腕骨间关节等。

2. 屈和伸 关节沿冠状轴进行的运动。一般关节的屈是指向腹侧面成角，伸相反。

特例一：膝关节，与一般关节相反，小腿向后贴近大腿称为屈；反之称为伸。

特例二：手部，拇指的屈伸运动围绕矢状轴进行，拇指与手掌面的角度减小称为屈；反之称为伸。

特例三：足部，足尖下垂为屈，或叫跖屈；足背向小腿前面靠拢为伸，或叫背屈。

3. 收和展 关节沿矢状轴进行的运动。骨向正中矢状面靠拢称为收；反之称为展。

特例：对于手指和足趾，人为地规定以中指和第二趾为中轴，靠拢即为收，散开为展。拇指向示指靠拢称为收，远离示指称为展。

4. 旋转 关节沿垂直轴进行的运动。长骨围绕骨中心轴向前内侧旋转，称旋内；向后外侧旋转，则称旋外。

特例：在前臂，桡骨对尺骨的旋转运动，以桡骨头中心到尺骨茎突的轴线为轴旋转，手背转向前方称旋前；手掌恢复到向前，手背转向后方称旋后。

5. 环转 骨上端在原位转动，下端作圆周运动。

能沿两个轴以上运动的关节可做环转运动，如肩关节、桡腕关节等。体育课上的准备活动大臂旋转、活动手腕就是此类活动。

（四）关节的分类

	关节	特点	代表关节
单轴关节	屈戌关节（滑车关节）	关节头呈滑车状与关节窝结合，通常只能绕冠状轴做屈、伸运动	指间关节
	车轴关节	关节头圆柱状与凹面状的关节窝构成，可沿垂直轴做旋转运动	桡尺近侧关节
双轴关节	椭圆关节	关节头呈椭圆形凸面，关节窝呈椭圆形凹面；可沿冠状轴做屈、伸运动，沿矢状轴做收、展运动，并可做环转运动	桡腕关节
	鞍状关节	相关联的两骨的关节面均呈马鞍状，互为关节头和关节窝；可做屈、伸、收、展和环转运动	拇指腕掌关节
多轴关节	球窝关节	关节头圆而大，关节窝浅而小，与关节头的接触面积不到1/3；可做屈、伸、收、展、旋内、旋外和环转运动	肩关节、掌指关节
	平面关节	相关两骨的关节面均平坦而光滑，但仍有一定的弯曲或弧度，可做多轴滑动或转动	腕骨间关节和跗跖关节

第二节　中轴骨连结

一、躯干骨的连结

躯干骨的连结包括脊柱和胸廓。

（一）脊柱

1. 椎骨间的连结 各椎骨之间借韧带、软骨和滑膜关节相连，可分为椎体间连结和椎弓间连结。

椎骨间连结	结构	部位	作用
椎体间的连结	椎间盘	相邻椎体之间	连结相邻两个椎体（第1及第2颈椎之间除外），椎间盘既坚韧，又富弹性，承受压力时被压缩，除去压力后又复原，具有"弹性垫"样作用，可缓冲外力对脊柱的震动，也可增加脊柱的运动幅度
	前纵韧带	在椎体前面延伸的一束坚固的纤维束，上自枕骨大孔前缘，下达第1或第2骶椎椎体	其纵行的纤维牢固地附着于椎体和椎间盘，有防止脊柱过度后伸和椎间盘向前脱出的作用
	后纵韧带	椎管内椎体的后面，起自枢椎并与覆盖枢椎椎体的覆膜相续，下达骶骨	与椎间盘纤维环及椎体上下缘紧密连结，而与椎体结合较为疏松，有限制脊柱过度前屈的作用
椎弓间的连结	黄韧带	位于椎管内，为连结相邻两椎弓板间的韧带	协助围成椎管，限制脊柱过度前屈

椎骨间连结	结构	部位	作用
椎弓间的连结	棘间韧带	附着于棘突根部到棘突尖，连结相邻棘突间的薄层纤维	限制脊柱过度前屈
	棘上韧带	连结胸、腰、骶椎各棘突尖之间的纵行韧带，前方与棘间韧带相融合	限制脊柱前屈
	项韧带	向上附着于枕外隆凸及枕外嵴，向下达第7颈椎棘突并续于棘上韧带	供颈部肌肉附着
	横突间韧带	位于相邻椎骨横突间	
	关节突关节	由相邻椎骨的上、下关节突的关节面构成	
寰椎与枕骨及枢椎的关节	寰枕关节	为枕髁与寰椎侧块的上关节凹构成	两侧关节同时活动，可使头做俯仰和侧屈运动
	寰枢关节	①寰枢外侧关节：寰椎下关节面与枢椎上关节面构成②寰枢正中关节：齿突与寰椎齿突凹和寰椎横韧带构成	使头旋转。寰枕、寰枢关节的联合活动能使头做俯仰、侧屈和旋转运动

2. 脊柱的整体观及其运动

（1）脊柱的整体观：脊柱的功能是支持躯干和保护脊髓，在成年男性长约 70cm，成年女性长约 60cm。

（2）脊柱的运动：脊柱的运动在相邻两椎骨之间是有限的，但整个脊柱的活动范围较大，可做屈、伸、侧屈、旋转和环转运动。脊柱各部的运动形式和范围不同，颈部屈伸及旋转运动的幅度较大；胸部活动范围较小；腰部的旋转运动被限制。

（二）胸廓

1. 胸廓的组成　12 块胸椎、12 对肋、1 块胸骨和它们之间的连结共同构成胸廓。胸廓在水平切面上呈肾形。

组成	构成	关节类型	作用
肋椎关节	肋头关节，肋横突关节	微动关节	改变胸腔的容积，助呼吸，肋横突关节可以加强韧带
胸肋关节	第 2～7 肋软骨与胸骨相应的肋切迹	微动关节	第 8～10 肋软骨参与构成肋弓

2. 胸廓的整体观及其运动

（1）胸廓有上、下两口，前、后、外侧壁。胸骨柄上缘约平对第 2 胸椎体下缘。剑突尖平对第 10 胸椎下缘。

（2）胸廓上口：由胸骨柄上缘、第 1 肋和第 1 胸椎椎体围成。

（3）胸廓下口：由第 12 胸椎、第 12 及第 11 对肋前端、肋弓和剑突围成，膈肌封闭胸腔底。

（4）胸廓前壁：最短，由胸骨、肋软骨及肋骨前端构成。

（5）胸廓后壁：较长，由胸椎和肋角内侧部分的肋骨构成。

（6）胸廓外侧壁：最长，由肋骨体构成。

（7）胸骨下角：由两侧肋弓构成。

二、颅骨的连结

1. 纤维连结 颅盖各骨之间的连接为缝，骨与骨之间留有薄层结缔组织膜，随着年龄的增长有的缝可发生骨化而成为骨性结合。

2. 软骨连结 颅底各骨，骨与骨之间的连结是软骨性的，但随着年龄的增长也骨化而成为骨性结合。

3. 滑膜关节 颞下颌关节，又称下颌关节，属于联动关节，由下颌骨的下颌头与颞骨的下颌窝构成。关节囊松弛，囊外有外侧韧带加强。下颌骨可做上提、下降、前进、后退和侧方运动。

【注意】关节囊的前份较薄弱，下颌关节易向前脱位。

第三节　附肢骨连结

一、上肢骨的连结

组成	关节类型	结构	作用	特点
上肢带连结	胸锁关节　多轴关节	由锁骨的胸骨端与胸骨的锁切迹及第1肋软骨的上面构成	加强韧带，关节腔内有关节盘，使关节头和关节窝相适应	关节囊坚韧，锁骨外侧端微小的前、后、上、下以及环转旋转运动，活动度小

续表

组成		关节类型	结构	作用	特点
上肢带连结	肩锁关节	平面关节	由锁骨肩峰端与肩峰关节面构成	加强关节上方的肩锁韧带以及关节囊和锁骨下方的喙锁韧带	活动度小，是肩胛骨活动的支点
	喙肩韧带	连接喙突与肩峰之间	连于肩胛骨的喙突与肩峰之间的一三角形扁韧带	参与形成喙肩弓，有防止肱骨头向上脱位的作用	它与喙突、肩峰共同构成喙肩弓，架于肩关节上方
自由上肢骨连结	肩关节，也称肱关节	球窝关节	由肱骨头与肩胛骨关节盂构成	可做屈、伸、收、展、旋内、旋外和环转	关节盂浅小，周缘有盂唇加深关节窝，但关节窝仅能容纳关节头的 $1/4 \sim 1/3$
自由上肢骨连结	肘关节	肱尺关节	复关节	肱骨滑车和尺骨滑车切迹	可做屈、伸运动，桡尺近侧和远侧关节联合使前臂旋前和旋后	关节囊的前、后壁薄而松弛，两侧壁厚而紧张，后壁最薄弱，故易出现桡尺二骨向后脱位
		肱桡关节		肱骨小头和桡骨头的关节凹		
		桡尺近侧关节		桡骨环状关节面和尺骨桡切迹		

组成		关节类型	结构	作用	特点
自由上肢骨连结	桡尺连结	前臂骨间膜	属于坚韧纤维膜		
		桡尺近侧关节（复关节）		前臂可做旋转运动	
		桡尺远侧关节	尺骨头环状关节面和桡骨尺切迹		
	手关节	桡腕关节（椭圆关节）	手舟骨、月骨、三角骨的近侧关节面为关节头，桡骨的腕关节面和尺骨头下方的关节盘为关节窝	可做屈、伸、展、收及环转运动	关节囊松弛
		腕骨间关节（微动关节）		和桡腕关节运动一起进行	
		腕掌关节	拇指腕掌关节为鞍状关节，远侧腕骨与5个掌骨底	可作屈、伸、收、展、环转和对掌运动	关节囊厚而松弛

CMSTP

22

续表

组成		关节类型	结构	作用	特点
自由上肢骨连结	手关节	掌骨间关节 平面关节			关节腔与腕掌关节腔交通
		掌指关节	由掌骨头与近节指骨底构成	当指处于伸位时，掌指关节可做屈、伸、收、展及环转运动但幅度小。当掌指关节处于屈位时，仅允许做屈、伸运动	关节囊薄而松弛，故其前、后、两侧均有韧带增强
		指骨间关节 滑车关节		只能做屈、伸运动	关节囊松弛，两侧有韧带加强

二、下肢骨的连结

1. 下肢带的连结

组成	结构	韧带	特点
骶髂关节	骶骨和髂骨的耳状面	骶髂前、后韧带，骶髂骨间韧带	骶髂关节具有相当大的稳固性，以适应支持体重的功能。妊娠妇女其活动度可稍增大

续表

组成	结构	韧带	特点
髋骨与脊柱间的韧带连结		髂腰韧带、骶结节韧带、骶棘韧带	骶棘韧带与坐骨大切迹围成坐骨大孔，骶棘韧带、骶结节韧带和坐骨小切迹围成坐骨小孔。有肌肉、血管和神经等从盆腔经坐骨大、小孔达臀部和会阴
耻骨联合	耻骨间盘连结两侧耻骨联合面	耻骨联合的上、下方分别有连结两侧耻骨的耻骨上韧带和耻骨弓状韧带	活动度极小
髋骨的固有韧带（闭孔膜）			封闭闭孔并为盆内外肌肉提供附着。膜的上部与闭孔沟围成闭膜管，有神经、血管通过
骨盆	由左右髋骨和骶、尾骨以及其间的骨连结构成		分大、小骨盆

2. 骨盆

（1）骨盆构成：左右髋骨和骶、尾骨以及其间的骨连结。

（2）骨盆借一条界限分为上部的大骨盆和下部的小骨盆，此界限由骶骨岬向两侧经弓状线、耻骨梳、耻骨结节至耻骨联合上缘构成。

（3）小骨盆可分为骨盆上口、骨盆下口和骨盆腔。骨盆上口由上述界线围成。骨盆下口由尾骨尖、骶结节韧带、坐骨结节、坐骨支、耻骨下支和耻骨联合下缘围成。

（4）两侧坐骨支与耻骨下支连成耻骨弓，它们之间的夹角称为耻骨下角。骨盆上、下口之间的腔称为骨盆腔。骨盆腔内有直肠、膀胱和部分生殖器官。

（5）人体直立时，体重沿着一弓形力传递线传导，此线称为股骶弓。

（6）当人在坐位时，重力由骶髂关节传导至两侧坐骨结节，此种弓形的力传递线称为坐骶弓。

（7）两条约束弓防止上述两弓向两侧分开。一条在耻骨联合处，可防止股骶弓被压挤。另一条为两侧坐骨支和耻骨下支连成的耻骨弓，能约束坐骶弓不致散开。

（8）女性骨盆外形短而宽，骨盆上口较宽大，骨盆下口和耻骨下角较大，耻骨下角可达 90°~100°。而男性为 70°~75°。

3. 自由下肢骨连结

组成	构成	关节及韧带	特点	功能
髋关节	髋臼与股骨头	关节囊周围有多条韧带加强：髂股韧带、股骨头韧带、耻股韧带、坐股韧带、轮匝带	关节囊的后下部相对较薄弱，髋关节脱位时，股骨头易向下方脱出	髋关节可做三轴的屈、伸、展、收、旋内、旋外以及环转运动。运动幅度远不及肩关节，但稳固性较大

续表

组成	构成	关节及韧带			特点	功能
膝关节	股骨下端、胫骨上端和髌骨	囊外韧带	髌韧带		人体最大最复杂的关节，关节囊薄而松弛，周围有韧带加固，膝关节囊的滑膜层是全身关节中最宽阔最复杂的	膝关节主要为屈、伸运动，在半屈膝时，还可做轻度旋内和旋外运动
			腓侧副韧带	在伸膝时紧张，屈膝时松弛，半屈膝时最松弛		
			胫侧副韧带			
			腘斜韧带			防止膝关节过伸
		膝交叉韧带	前交叉韧带	伸膝时最紧张		防止胫骨前移
			后交叉韧带	屈膝时最紧张		防止胫骨后移

续表

组成	构成	关节及韧带		特点	功能
膝关节	股骨下端、胫骨上端和髌骨	半月板	内侧半月板	较大，呈C形	急剧伸小腿强力旋转时，易被挤伤或致破裂。内侧半月板与胫侧副韧带紧密相连，损伤机会较多	
			外侧半月板	较小，似O形		
胫腓连结	上端由胫骨外侧髁与腓骨头构成微动的胫腓关节，中段两骨干之间有坚韧的小腿骨间膜相连，下端借胫腓前、后韧带构成坚强的韧带连结。胫腓连结活动度甚小				
足关节	胫、腓骨的下端与距骨滑车构成	①距小腿关节（踝关节）②有内侧韧带、外侧韧带		背屈时，踝关节较稳定；跖屈时，关节不够稳定，易扭伤，常见于下山、下坡、下楼梯时	可做背屈和跖屈运动
	距跟关节、距跟舟关节和跟骰关节	①跗骨间关节②有跟舟足底韧带、分歧韧带		距跟关节和距跟舟关节在功能上是联合关节，可做内翻或外翻运动	

组成	构成	关节及韧带	特点	功能
足关节	3 块楔骨和骰骨的前端与 5 块跖骨的底	跗跖关节	可做轻微滑动，在内侧楔骨和第 1 跖骨之间可有轻微的屈、伸运动	
	第 2~5 跖骨底的毗邻面借韧带连结	跖骨间关节	属平面关节，活动甚微	
	由各趾相邻的两节趾骨的底与滑车构成	趾骨间关节	可做屈、伸运动	

4. 足弓　为跗骨和跖骨借其连结形成凸向上的弓，习惯上将足弓分为内、外侧纵弓和横弓。足弓与肌肉、韧带一起构成了功能上不可分割的复合体。

（1）内侧纵弓：由跟骨、距骨、舟骨、3 块楔骨和内侧的 3 块跖骨连结构成，弓的最高点为距骨头。前端的承重点在第 1 跖骨头，后端的承重点是跟骨的跟结节。内侧纵弓比外侧纵弓高，活动性大，更具有弹性。

（2）外侧纵弓：由跟骨、骰骨和外侧的 2 块跖骨连结构成，弓的最高点在骰骨。运动幅度非常有限，活动度较小，适于传递重力和推力。

（3）横弓：由骰骨、3块楔骨和跖骨连结构成，弓的最高点在中间楔骨。由跖骨头来传递力，腓骨长肌腱是维持横弓的强大力量。

意义：足弓增加了足的弹性，在行走和跳跃时发挥弹性和缓冲震荡的作用。足弓还可保护足底的血管、神经免受压迫，保证身体受到冲击时大脑免受震荡。

关节的活动

关节	屈	伸	展	收	旋内	旋外	环转
肩关节	√	√	√	√	√	√	√
肘关节	√	√			√	√	
腕关节	√	√	√	√			√
髋关节	√	√	√	√	√	√	√
膝关节	√	√					
踝关节	√（背屈）	√（跖屈）					

小结速览

关节的基本构造 { 关节面 / 关节囊 / 关节腔

椎骨间的连结 { 椎体间的连结 / 椎弓间的连结

附肢骨连结 { 肩关节 / 骨盆 / 膝关节 { 韧带 / 半月板

第三章　肌学

- **重点**　重要肌肉的起止点和功能；腹股沟管及腹股沟三角的鉴别。
- **难点**　腹肌的前外侧群。
- ★ **考点**　腹股沟管的概念及结构；膈肌的三个裂孔；腹肌的前外侧群。

第一节　总论

1. 不随意肌　受内脏神经调节，不直接受意志管理的肌肉，如心肌与平滑肌。

2. 随意肌　受躯体神经支配，直接受人的意志控制的肌肉，如骨骼肌。

一、肌的形态和构造

1. 组成

（1）每块骨骼肌包括肌腹和肌腱两部分。

（2）肌腹主要由肌细胞组成，色红而柔软。肌腱主要由平行致密的胶原纤维束构成，位于肌腹的两端，强韧，抗张强度很大。扁肌的腱性部分呈薄膜状，称腱膜。

（3）整个肌的外面包有肌外膜，肌束的外面有肌束膜，肌束内每条肌纤维还包有一层肌内膜。

2. 肌的外形分类

类别	位置	作用
长肌	多见于四肢	收缩时引起大幅度的运动
短肌	多见于躯干深层，具有明显的节段性	收缩幅度较小
扁肌	多位于胸腹壁	除运动功能之外还兼具有保护内脏的功能
轮匝肌	位于孔裂的周围	收缩时可以关闭孔裂

二、肌的起止、配置和作用

1. 起止

（1）骨骼肌一般跨过一个或多个关节，两端附于两块或两块以上的骨。

（2）肌收缩时，两块骨必定有一块骨的位置相对固定，而另一块骨相对地移动。通常把接近身体正中面或四肢部位于近侧的附着点看作肌肉的起点；反之为止点。肌肉的定点和动点在一定条件下可以相互转换。

2. 配置

（1）肌在关节周围配布的方式和数量分别与关节的运动轴及数目密切相关。

（2）单轴关节：通常配备两组肌，如肘关节，前方有屈肌，后方有伸肌。

（3）双轴关节：周围通常有四组肌，如桡腕关节有屈、伸、内收和外展肌组。

（4）三轴关节：周围配备有六组肌，如肩关节等，除有屈、伸、内收和外展肌组外，还有旋内和旋外两组肌。

3. 作用

（1）拮抗肌：在作用上相互对抗的肌。

（2）协同肌：位于关节运动轴同侧并具有相同作用的两块或多块肌。

（3）一块肌如与两个以上的关节运动有关，即可产生两个以上的动作，如股四头肌跨过髋关节和膝关节的前方，故既能屈髋关节，又能伸膝关节。

三、肌的命名

命名方法	举例
按形状命名	斜方肌、三角肌
按位置命名	冈上肌、冈下肌、骨间肌
按肌的形态和位置综合命名	肱二头肌、股四头肌
按大小和位置综合命名	胸大肌、腰大肌
按起止点命名	胸锁乳突肌、肩胛舌骨肌
按作用命名	旋后肌、拇收肌
按位置和肌束的方向命名	腹外斜肌、腹横肌

四、肌的辅助装置

（一）筋膜

1. 浅筋膜 又称皮下筋膜，位于真皮之下，包被全身各部，由疏松结缔组织构成，内富有脂肪。浅动脉、皮下静脉、皮神经、淋巴管行走于浅筋膜内，有些局部还可有乳腺和皮肌。

2. 深筋膜 又称固有筋膜，位于浅筋膜的深面，包被体壁和四肢的肌、血管神经等，由致密结缔组织构成。深筋膜与肌的关系非常密切，随肌的分层而分层。在四肢，深筋膜插入肌群之间，并附着于骨，构成肌间隔。深筋膜还包绕血管、神经形成血管神经鞘。

（二）滑膜囊

滑膜囊位于腱与骨面相接触处，为封闭的结缔组织囊，内有滑液，以减少两者之间的摩擦。有的滑膜囊在关节附近和关节腔相通。

（三）腱鞘

1. 腱鞘的纤维层　又称腱纤维鞘，位于外层，为深筋膜增厚所形成的管道，它起着滑车和约束肌腱的作用。

2. 腱鞘的滑膜层　又称腱滑膜鞘，位于腱纤维鞘内，由滑膜构成的双层圆筒形的鞘。

（1）鞘的内层包在肌腱的表面，称为脏层；外层贴在腱鞘纤维层的内面和骨面，称为壁层。

（2）脏、壁两层互相移行，形成腔隙，内含少量滑液，使肌腱能在鞘内自由滑动。

3. 腱系膜　腱滑膜鞘从骨面移行到肌腱的部分，其中有供应肌腱的血管通过。

（四）籽骨

1. 籽骨是发生在某些肌腱内的扁圆形小骨，髌骨是人体最大的籽骨。

2. 在运动中，籽骨可减少肌腱与骨面的摩擦并改变骨骼肌的牵引方向。

第二节　头肌

一、面肌

面肌主要分布于面部口、眼、鼻等孔裂周围，可分为环行肌和辐射肌两种，有闭合或开大上述孔裂的作用，同时牵动面部皮肤显示喜怒哀乐等各种表情，故面肌又叫表情肌。

名称	起点	止点	作用
颅顶肌	枕骨	眉部皮肤	枕腹可向后牵拉帽状腱膜，额腹收缩时可提眉并使额部皮肤出现皱纹
眼轮匝肌	位于眼裂周围		闭合眼裂
口轮匝肌	位于口裂周围		闭合口裂
颊肌	面颊深层	口角或唇的皮肤等	使唇、颊贴紧牙齿，帮助咀嚼和吸吮，牵拉口角向外侧
鼻肌	鼻孔周围		开大或缩小鼻孔

二、咀嚼肌

名称	起点	止点	作用
咬肌	颧弓	咬肌粗隆	收缩时上提下颌骨（闭口），使下颌骨向前或向后运动
颞肌	颞窝	下颌骨冠突	
翼内肌	翼突窝	下颌角内面的翼肌粗隆	
翼外肌	蝶骨大翼的下面和翼突的外侧面	下颌颈和颞下颌关节的关节盘	两侧同时收缩做张口运动；一侧收缩使下颌移向对侧

第三节　颈肌

一、颈肌的起止点、主要作用

肌群	肌名	起点	止点	作用
颈浅肌与颈外侧肌	颈阔肌	胸大肌和三角肌表面的筋膜	口角、下颌骨下缘及面部皮肤	拉口角及下颌向下
	胸锁乳突肌	胸骨柄前面和锁骨的胸骨端	颞骨乳突	维持头正常的位置。一侧收缩使头向同侧倾斜，脸转向对侧；两侧收缩可使头后仰
颈前肌 舌骨上肌群	二腹肌	前腹：下颌骨二腹肌窝，后腹：乳突内侧	舌骨	上提舌骨，可使舌升高；当舌骨固定时，可张口
	下颌舌骨肌	下颌骨		
	茎突舌骨肌	茎突		
	颏舌骨肌	下颌骨颏棘		

肌群	肌名	起点	止点	作用
颈前肌	舌骨下肌群 胸骨舌骨肌 肩胛舌骨肌 胸骨甲状肌 甲状舌骨肌	与肌名称一致	下降舌骨和喉，甲状舌骨肌在吞咽时可提喉使之靠近舌骨	下降舌骨
颈深肌	外侧群 前斜角肌 中斜角肌 后斜角肌	颈椎横突	前、中斜角肌止于第1肋，后斜角肌止于第2肋	一侧肌收缩，使颈侧屈；如肋骨固定，则可使颈前屈；两侧肌同时收缩可上提第1、2肋助深吸气
	内侧群 头长肌 颈长肌 头前直肌 头外侧直肌	颈柱颈段的前方		一侧头长肌和颈长肌收缩使颈向同侧屈；两侧同时收缩使颈前屈

二、颈部筋膜

颈部浅筋膜由疏松结缔组织组成，含有大量脂肪，内有颈阔肌；颈深筋膜又称为颈筋膜，可分为浅、中、深三层，包绕颈、项部诸肌和其他结构，在某些部位形成筋膜鞘或间隙。

第四节 躯干肌

躯干肌可分为背肌、胸肌、膈、腹肌和会阴肌。

一、背肌

肌群	肌名	起点	止点	作用
背浅肌群	斜方肌	上项线、枕外隆凸、项韧带、全部胸椎棘突	锁骨的外侧1/3部分、肩峰和肩胛冈	使肩胛骨向脊柱靠拢，上部肌束可上提肩胛骨，下部肌束使肩胛骨下降。如果肩胛骨固定，作用同胸锁乳突肌
	背阔肌	下6个胸椎的棘突、全部腰椎的棘突及髂嵴后部	肱骨小结节嵴	使肩关节后伸、内收及旋内
	肩胛提肌	上位颈椎的横突	肩胛骨的上角和内侧缘上部	上提肩胛骨
	菱形肌	第6、7颈椎和第1~4胸椎的棘突	肩胛骨的内侧缘	牵引肩胛骨向内上并向脊柱靠拢

续表

肌群	肌名	起点	止点	作用
背深肌群	竖脊肌	骶骨后面和髂嵴后部和腰椎棘突	肋骨、椎骨及颞骨乳突等	一侧收缩使脊柱向同侧屈；两侧同时收缩使脊柱后伸和仰头
	夹肌	项韧带下部、第7颈椎棘突和上部胸椎棘突及棘上韧带	上位2~3颈椎横突、乳突和上项线	单侧收缩使头转向同侧，两侧收缩使头后仰

背部筋膜

1. 被覆于斜方肌和背阔肌表面的深筋膜较薄弱。被覆于背部深层肌的深筋膜发达，称胸腰筋膜。

2. 胸腰筋膜浅层位于竖脊肌的后面；中层分隔竖脊肌和腰方肌，中层和浅层在竖脊肌外侧会合，构成竖脊肌鞘。深层覆盖腰方肌的前面，三层筋膜在腰方肌外侧缘会合而成为腹内斜肌和腹横肌的起点。

二、胸肌

肌群	肌名	起点	止点	作用
胸上肢肌	胸大肌	锁骨的内侧2/3、胸骨和第1~6肋软骨前面等	肱骨大结节嵴	使肩关节内收、旋内和前屈。如上肢固定，可上提躯干，与背阔肌一起完成引体向上的动作，也可提肋助吸气

肌群	肌名	起点	止点	作用
胸上肢肌	胸小肌	第3~5肋骨	肩胛骨的喙突	拉肩胛骨向前下方。当肩胛骨固定时,可提肋助吸气
	前锯肌	上8个或9个肋骨外面	肩胛骨内侧缘和下角	拉肩胛骨向前和紧贴胸廓;下部肌束助臂上举;当肩胛骨固定时,可提肋助深吸气。此肌瘫痪后引起"翼状肩"
胸固有肌	肋间外肌	上位肋骨下缘	下位肋骨的上缘	提肋助吸气
	肋间内肌	下位肋骨上缘	上位肋骨的下缘	降肋助呼气
	肋间最内肌	胸骨下部	第2~6肋的内面	
	胸横肌			

胸部筋膜

1. 胸部筋膜 包括浅筋膜、深筋膜和胸内筋膜。

2. 浅筋膜 主要由脂肪组织组成,与皮肤结合疏松,内有乳腺。

3. 深筋膜 分浅、深两层,浅层覆盖胸大肌表面,较薄弱;深层在喙突、锁骨下肌与胸小肌上缘之间增厚的部分称锁胸筋膜,有血管和神经穿过。

4. 在胸壁内面和膈的上面衬有胸内筋膜。

三、膈肌

（一）起止

膈的肌纤维起自胸廓下口的周缘和腰椎前面，可分为以下三部。

1. 胸骨部 起自剑突后面。

2. 肋部 起自下 6 对肋骨和肋软骨。

3. 腰部 以左、右两个膈脚起自上 2~3 个腰椎以及内、外侧弓状韧带。各部肌束均止于中心腱。

（二）重要结构

1. 裂孔 膈上有 3 个裂孔，分别为主动脉裂孔、食管裂孔和腔静脉孔。

2. 胸肋三角 胸骨部与肋部起点之间的三角形薄弱区，无肌纤维覆盖。

3. 腰肋三角 肋部与腰部起点之间的三角形薄弱区，无肌纤维覆盖。

（三）作用

1. 膈为主要的呼吸肌，收缩时，膈下降，胸腔容积扩大，助吸气；松弛时，膈上升恢复原位，胸腔容积减小，助呼气。

2. 膈与腹肌同时收缩，则能增加腹压，协助排便、呕吐、咳嗽、喷嚏及分娩等活动。

位置	形态	三个裂孔			薄弱区
胸腹腔之间	穹隆形的扁薄阔肌	名称	主动脉裂孔	食管裂孔	腔静脉孔	胸肋三角、腰肋三角
		位置	约第 12 胸椎体前方	约第 10 胸椎水平	约第 8 胸椎水平	
		通过的结构	主动脉和胸导管	食管和迷走神经	下腔静脉	

四、腹肌

（一）前外侧群

1. 前外侧群构成腹腔的前外侧壁，包括腹直肌和 3 块宽阔的扁肌：腹外斜肌、腹内斜肌和腹横肌。

2. 三块扁肌肌纤维互相交错，牢固而有弹性，保护腹腔脏器，维持腹内压。当腹肌收缩时，可增加腹内压以完成排便、分娩、呕吐和咳嗽等生理功能；能使脊柱前屈、侧屈与旋转，还可降肋助呼气。

肌群	肌名	位置	起点	止点	肌纤维方向	形成结构	作用
前外侧群	腹外斜肌	腹前外侧部浅层	下 8 个肋骨的外面	后部肌束止于髂嵴前部，其余肌束终止于白线	外上斜向前下	腹股沟韧带、腔隙韧带（陷窝韧带）、耻骨梳韧带、腹股沟管浅（皮下）环	保护腹腔脏器，维持腹内压，收缩时增加腹压，使脊柱前屈、侧屈与旋转，降肋助呼气
	腹内斜肌	腹外斜肌深面	胸腰筋膜、髂嵴和腹股沟韧带的外侧 1/2	后部肌束止于下位 3 个肋骨，大部分肌束终止于白线	外下斜向前上	腹股沟镰、提睾肌	

续表

肌群	肌名	位置	起点	止点	肌纤维方向	形成结构	作用
前外侧群	腹横肌	腹内斜肌的深面	下6个肋软骨的内面、胸腰筋膜、髂嵴和腹股沟韧带的外侧1/3	白线	横行	提睾肌和腹股沟镰、腹直肌鞘前（弓状线以上）后层	
	腹直肌	位于腹前壁正中线两侧，居腹直肌鞘中	耻骨联合和耻骨嵴	胸骨剑突和第5~7肋软骨的前面			
后群	腰方肌	腰大肌外侧	髂嵴后份	第12肋、第1~4腰椎横突			降第12肋；使脊柱侧屈

（二）后群

腰方肌呈长方形，位于腹后壁、腰大肌外侧，起自髂嵴后份，向上止于第12肋和第1~4腰椎横突。作用是下降第12肋并使脊柱侧屈。

（三）腹直肌鞘

腹直肌鞘包绕腹直肌。鞘的上2/3，前层由腹外斜肌腱膜与腹内斜肌腱膜的前层构成；后层由腹内斜肌腱膜的后层与腹横肌腱膜构成。鞘的下 1/3，三块扁肌的腱膜全部转到腹直肌的前面，构成鞘的前层，使后层缺如，其下端游离，约在脐以下 4～5cm 处形成弓状线，弓状线以下腹直肌后面与腹横筋膜相贴。

（四）白线

白线位于腹前壁正中线上，上方起自剑突，下方止于耻骨联合，是由两侧腹直肌鞘的纤维彼此交织形成的腱性结构。

（五）腹股沟管

1. 概念 腹前外侧壁三层扁肌和腱之间的一条裂隙，位于腹前外侧壁下部、腹股沟韧带内侧半上方，由外上斜向内下，有男性精索或女性子宫圆韧带通过。

2. 腹股沟管的两口和四壁

（1）内口称腹股沟管深（腹）环，在腹股韧带中点上方约 1.5cm 处。

（2）外口即腹股沟管浅（皮下）环。

（3）前壁是腹外斜肌腱膜和腹内斜肌；后壁是腹横筋膜和腹股沟镰；上壁为腹内斜肌和腹横肌的弓状下缘；下壁为腹股沟韧带。

（六）腹股沟（海氏）三角

1. 腹股沟三角是由腹直肌外侧缘、腹股沟韧带和腹壁下动脉围成的三角区。

2. 腹股沟管和腹股沟三角都是腹壁下部的薄弱区。在病理情况下，腹腔内容物由此区突出形成疝。

（1）腹股沟斜疝：腹腔内容物经腹股沟管深环进入腹股沟管，再经腹股沟管浅环突出，下降入阴囊。

（2）腹股沟直疝：腹腔内容物从腹股沟三角处膨出。

（七）腹部筋膜

1. 浅筋膜　在腹上部为一层，在脐以下分为浅、深两层。浅层内含脂肪，称 Camper 筋膜，向下与会阴浅筋膜、阴囊肉膜相续；深层含有弹性纤维，称 Scarpa 筋膜，向下与大腿的阔筋膜愈着。

2. 深筋膜　可分为数层，分别覆盖在前外侧群各肌的表面和深面。

3. 腹内筋膜　其中腹横筋膜范围较大，贴在腹横肌、腹直肌鞘后层和弓状线以下的腹直肌的深面。

第五节　上肢肌

一、上肢带肌

名称	起点	止点	作用
三角肌	锁骨的外侧段、肩峰和肩胛冈	肱骨三角肌粗隆	肩关节外展
冈上肌	冈上窝	肱骨大结节	肩关节外旋
冈下肌	冈下窝		
小圆肌	肩胛骨外侧缘背面		
大圆肌	肩胛骨下角的背面	肱骨小结节嵴	肩关节内收和旋内、后伸
肩胛下肌	肩胛下窝	肱骨小结节	肩关节内收和旋内

二、臂肌

臂肌覆盖肱骨，分成前、后两群，前群为屈肌，后群为伸肌。

肌群	肌名	起点	止点	作用
前群	肱二头肌	长头：肩胛骨盂上结节 短头：肩胛骨喙突	桡骨粗隆	屈肘关节，使前臂旋后；协助屈肩关节
	喙肱肌	肩胛骨喙突	肱骨中部的内侧	使肩关节屈和内收
	肱肌	肱骨体下半的前面	尺骨粗隆	屈肘关节
后群	肱三头肌	长头：肩胛骨盂下结节 内侧头：桡神经沟内下方骨面 外侧头：桡神经沟外上方骨面	尺骨鹰嘴	伸肘关节，协助肩关节后伸和内收（长头）

三、前臂肌

肌群	名称		起点	止点	作用
前群	第一层	肱桡肌	肱骨外上髁上方	桡骨茎突	屈肘关节
		旋前圆肌	肱骨内上髁、前臂深筋膜	桡骨外侧面的中部	前臂旋前、屈肘

续表

肌群		名称	起点	止点	作用
前群	第一层	桡侧腕屈肌	肱骨内上髁、前臂深筋膜	第2掌骨底掌面	屈肘、屈腕和使腕外展
		掌长肌		掌腱膜	屈腕和紧张掌腱膜
		尺侧腕屈肌		豌豆骨	屈和内收腕；屈肘
	第二层	指浅屈肌	肱骨内上髁尺、桡骨前面	第2～5指的中节指骨两侧	屈近侧指骨间关节、屈掌指关节和屈腕和屈肘
	第三层	指深屈肌	尺骨上端前面、附近骨间膜	第2～5指的远节指骨底掌面	屈第2～5指的指骨间关节和掌指关节；屈腕
		拇长屈肌	桡骨上端前面、附近骨间膜	拇指的远节指骨底掌面	屈拇指指骨间关节和掌指关节
	第四层	旋前方肌	尺骨下1/4前面	桡骨	前臂旋前
后群	浅层	桡侧腕长伸肌	肱骨外上髁及邻近深筋膜	第2掌骨底后面	伸腕，使腕外展
		桡侧腕短伸肌		第3掌骨底后面	伸腕，使腕外展

续表

肌群		名称	起点	止点	作用
后群	浅层	桡侧腕长伸肌	肱骨外上髁及邻近深筋膜	第2掌骨底后面	伸腕，使腕外展
		桡侧腕短伸肌		第3掌骨底后面	伸腕、使腕外展
		指伸肌		第2~5指中节和远节指骨底	伸2~5指间关节和伸腕
		小指伸肌		小指中节和远节指骨底	伸小指
		尺侧腕伸肌		第5掌骨底	伸腕，使腕内收
	深层	旋后肌	肱骨外上髁、尺骨近侧端	桡骨上1/3的前面	使前臂旋后
		拇长展肌	桡骨、尺骨及骨间膜的后面	第1掌骨底	拇指外展
		拇短伸肌		拇指近节指骨底	伸拇指
		拇长伸肌		拇指远节指骨底	伸拇指
		示指伸肌		示指的指背腱膜	伸示指

四、手肌

手指除可做屈、伸、收、展的动作外，还有对掌运动。手肌分为外侧、中间和内侧三群。

肌群	名称	起点	止点	作用
外侧群	拇短展肌	屈肌支持带、手舟骨	拇指近节指骨底	外展拇指
				屈拇指
	拇短屈肌	屈肌支持带、大多角骨	第1掌骨外侧面	拇指对掌
	拇对掌肌			
	拇收肌	头状骨	拇指近节指骨底	内收拇指
内侧群	小指展肌	屈肌支持带、豌豆骨	小指近节指骨底	外展小指
				屈小指
	小指短屈肌	钩骨、屈肌支持带	第5掌骨内侧缘	小指对掌
	小指对掌肌			
中间群	蚓状肌	指深屈肌腱桡侧	第2~5指指背腱膜	屈第2~5指掌指关节，伸其指间关节
	骨间掌侧肌	第2掌骨内侧面，第4、5掌骨外侧面	第2、4、5指背腱膜	内收第2、4、5指，屈第2、4、5掌指关节和伸其指间关节
	骨间背侧肌	第1~5掌骨的相邻侧	第2~4近节指背腱膜	固定第3指，外展2、4指，屈2~4掌指关节和伸其指间关节

五、上肢的局部记载

（一）腋窝

1. 有顶、底和前、后、内侧及外侧四个壁。

前壁为胸大、小肌；后壁为肩胛下肌、大圆肌、背阔肌和肩胛骨；内侧壁为上部胸壁和前锯肌；外侧壁为喙肱肌、肱二头肌短头和肱骨。顶即上口，由锁骨、肩胛骨的上缘和第 1 肋围成的三角形间隙。底由腋筋膜、浅筋膜和皮肤构成。

2. 腋窝内有大量的脂肪及淋巴结、淋巴管等。

（二）三角胸肌间沟

三角胸肌间沟在胸大肌和三角肌的锁骨起端之间，有头静脉穿过。

（三）三边孔和四边孔

肱三头肌长头经大圆肌后方和小圆肌前方穿过，与肱骨上端一起在腋窝后壁形成两个肌间隙，内侧者为三边孔，有旋肩胛血管通过；外侧者为四边孔，有旋肱后血管及腋神经通过。

（四）肘窝

1. 肘窝外侧界为肱桡肌，内侧界为旋前圆肌，上界为肱骨内、外上髁之间的连线。

2. 肘窝内主要结构自外向内有肱二头肌腱、肱动脉及其分支和正中神经。

（五）腕管

1. 腕管位于腕掌侧，由屈肌支持带即腕横韧带和腕骨沟围成。

2. 管内有指浅屈肌腱、指深深屈肌腱、拇长屈肌腱和正中神经通过。

第六节　下肢肌

下肢肌可分为髋肌、大腿肌、小腿肌和足肌。

一、髋肌

髋肌又称盆带肌，起自骨盆的内面和外面，跨过髋关节，止于股骨上部，主要运动髋关节。

肌群	名称		起点	止点	作用
前群	髂腰肌	髂肌	髂窝	股骨小转子	髋关节前屈和旋外
		腰大肌	腰椎体侧面和横突		
	阔筋膜张肌		髂前上棘	胫骨外侧髁	使阔筋膜紧张并屈髋
后群	臀大肌		髂骨翼外面、骶骨背面	髂胫束、股骨的臀肌粗隆	髋关节后伸和旋外
	臀中肌		髂骨翼外面	股骨大转子	髋关节外展、旋内和旋外
	臀小肌				
	梨状肌		骶骨前面、骶前孔外侧		髋关节旋外和外展
	闭孔内肌		闭孔膜内面及周围骨面	股骨转子窝	髋关节旋外
	股方肌		坐骨结节	转子间嵴	
	闭孔外肌		闭孔膜外面及周围骨面	股骨转子窝	

二、大腿肌

肌群	名称	起点	止点	作用
前群	缝匠肌	髂前上棘	胫骨上端的内侧面	屈髋和屈膝关节，并使已屈的膝关节旋内
	股四头肌	髂前下棘、股骨粗线、股骨体前面	胫骨粗隆	伸膝关节、屈髋关节
内侧群	耻骨肌	耻骨支、坐骨支前面	股骨的耻骨肌线	髋关节内收和旋外
	股薄肌		胫骨上端内侧面	
	长收肌		股骨粗线	
	短收肌			
	大收肌	耻骨支、坐骨支、坐骨结节	股骨粗线、收肌结节	
后群	股二头肌	坐骨结节、股骨粗线	腓骨头	屈膝关节、伸髋关节，使已屈的膝关节旋外
	半腱肌	坐骨结节	胫骨上端内侧面	屈膝关节、伸髋关节，使已屈的膝关节旋内
	半膜肌	坐骨结节	胫骨内侧髁后面	

三、小腿肌

肌群		名称	起点	止点	作用
前群		胫骨前肌	胫骨外侧面	内侧楔骨内侧面和第1跖骨底	伸踝关节（背屈）、使足内翻
		踇长伸肌	胫、腓骨上端和骨间膜前面	踇指远节趾骨底上面	伸踝关节、伸踇趾
		趾长伸肌	腓骨前面、胫骨上端和小腿骨间膜	第2~5趾中节、远节趾骨底	伸踝关节、伸2~5趾
外侧群		腓骨长肌	腓骨外侧面	内侧楔骨和第1跖骨底	屈踝关节，使足外翻
		腓骨短肌		第5跖骨粗隆	
后群	浅层	腓肠肌	股骨内、外上髁的后面	跟骨	屈膝关节和踝关节
		比目鱼肌	腓骨后面上部、胫骨比目鱼肌线		

续表

肌群		名称	起点	止点	作用
后群	深层	趾长屈肌	胫骨后面中1/3	2～5趾远节趾骨底	屈踝关节和屈第2～5趾
		踇长屈肌	腓骨后面	踇趾远节趾骨	屈踝关节和屈踇趾
		胫骨后肌	胫骨、腓骨和小腿骨间膜的后面	足舟骨隆突及楔骨	屈踝关节和使足内翻
		腘肌	股骨外侧髁外侧面上缘	胫骨比目鱼肌线以上骨面	屈膝关节并使小腿旋内

四、足肌

肌群		名称	起点	止点	作用
足背肌		踇短伸肌	跟骨	踇指近节趾骨底	伸踇趾
		趾短伸肌	跟骨	第2～5近节趾骨底	伸第2～5趾
足底肌	内侧群	踇展肌	跟骨、足舟骨	踇指近节趾骨底	外展和屈踇趾
		踇短屈肌	内侧楔骨		屈踇趾
		踇收肌	第2～4跖骨底		内收和屈踇趾

续表

肌群	名称	起点	止点	作用
足底肌	中间群	趾短屈肌	跟骨	第2~5趾的中节趾骨底	屈2~5趾
		足底方肌	跟骨	趾长屈肌腱	屈2~5趾
		蚓状肌	趾长屈肌腱	趾骨腱膜	屈跖趾关节，伸趾骨间关节
		骨间足底肌	第3~5跖骨内侧半	第3~5近节趾骨底和趾骨腱膜	内收第3~5趾，屈跖趾关节和伸趾骨间关节
		骨间背侧肌	跖骨的相对缘	第2~4近节趾骨底和趾骨腱膜	外展第2~4趾，屈跖趾关节和伸趾骨间关节
	外侧群	小趾展肌	跟骨	小趾近节趾骨底	屈和外展小趾
		小趾短屈肌	第5跖骨底		屈小趾

五、下肢的局部记载

1. 梨状肌上孔和梨状肌下孔 梨状肌上孔有臀上血管和神经穿过，梨状肌下孔有坐骨神经、股后皮神经、臀下血管和神经、阴部血管和神经等穿过。

2. 股三角 股三角在大腿前面的上部，上界为腹股沟韧带，内侧界为长收肌内侧缘，外侧界为缝匠肌的内侧缘，前壁为阔筋膜，后壁为髂腰肌、耻骨肌和长收肌。

3. 收肌管 收肌管位于大腿中部，管的上口通股三角，下口为收肌腱裂孔。管内有股血管、隐神经通过。

第七节 体表的肌性标志

1. 头颈部 咬肌、颞肌、胸锁乳突肌。

2. 躯干部 斜方肌、背阔肌、竖脊肌、胸大肌、前锯肌、腹直肌。

3. 上肢 三角肌、肱二头肌、肱三头肌、肱桡肌、鼻烟窝。

4. 下肢 股四头肌、臀大肌、股二头肌、半腱肌、半膜肌、小腿三头肌（腓肠肌和比目鱼肌）。

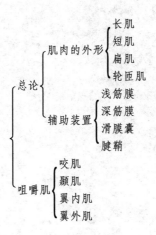

小结速览

总论 ┬ 肌肉的外形 ┬ 长肌
     │   ├ 短肌
     │   ├ 扁肌
     │   └ 轮匝肌
     │
     └ 辅助装置 ┬ 浅筋膜
               ├ 深筋膜
               ├ 滑膜囊
               └ 腱鞘

咀嚼肌 ┬ 咬肌
       ├ 颞肌
       ├ 翼内肌
       └ 翼外肌

膈 {
主动脉裂孔：平第 12 胸椎前方
食管裂孔：位于主动脉裂孔左前方，平第 10 胸椎
腔静脉孔：位于食管裂孔右前方，平第 8 胸椎
}

腹部 {
腹股沟韧带：两口四壁
腹股沟三角：腹直肌外侧缘、腹股沟韧带和
　　　　　　　　腹壁下动脉围成
腹壁前外侧群 {
腹外斜肌
腹内斜肌
腹横肌
腹直肌
}
}

第四章 内脏总论

一、概述

1. 内脏包括消化、呼吸、泌尿和生殖4个系统。

2. 在形态结构上，内脏各系统都由一套连续的管道和一个或几个实质性器官组成，各系统都有孔道直接或间接与外界相通。

3. 在位置上，内脏大部分器官位于胸腔、腹腔和盆腔内，消化、呼吸两系统的部分器官则位于头颈部，泌尿、生殖和消化系统的部分器官位于会阴部。

4. 在功能上，内脏器官主要是进行物质代谢和繁殖后代。此外，内脏各系统中的许多器官还具有内分泌功能。

二、内脏的一般结构

（一）中空性器官

此类器官呈管状或囊状，内部均有空腔，如消化道（胃、肠等），呼吸道（气管、支气管等），泌尿道（输尿管、膀胱等），生殖道（输精管、输卵管、子宫等）。

消化道各器官的壁均由4层组织构成，而呼吸道、泌尿道和生殖道各器官的壁由 3 层组织构成。以消化管（道）为例，由内向外依次为：黏膜、黏膜下层、肌层和外膜。

（二）实质性器官

1. 此类器官多属腺组织，表面包以结缔组织的被膜或浆膜，如肝、胰、肾及生殖腺等。

2. 结缔组织被膜深入器官实质内，将器官的实质分割成若干个小单位，称小叶，如肝小叶。

3. 分布于实质性器官的血管、神经和淋巴管，以及该器官的导管等出入器官之处，常有一凹陷，称此处为该器官的门，如肺门和肝门。

三、胸部标志线和腹部分区

1. 胸部的标志线

（1）前正中线：沿身体前面正中线所做的垂直线。

（2）胸骨线：沿胸骨最宽处的外侧缘所做的垂直线。

（3）锁骨中线：经锁骨中点向下所做的垂直线。

（4）胸骨旁线：经胸骨线与锁骨中线之间连线的中点所做的垂直线。

（5）腋前线：沿腋前襞向下所做的垂直线。

（6）腋后线：沿腋后襞向下所做的垂直线。

（7）腋中线：沿腋前、后线之间连线的中点所做的垂直线。

（8）肩胛线：经肩胛骨下角所做的垂直线。

（9）正中线：经身体后面正中线即沿各椎骨棘突所做的垂直线。

2. 腹部的分区

（1）临床上常用的简便方法即通过脐各作一水平面和矢状

面，将腹部分为左上腹、右上腹、左下腹和右下腹 4 个区。

（2）9 区分法，即通过两侧肋弓最低点（或第 10 肋的最低点）所做的肋下平面和通过两侧髂结节所作的结节间平面，将腹部分成上腹部、中腹部和下腹部 3 部，再由经两侧腹股沟韧带中点所做的两个矢状面，将腹部分成 9 个区域，包括上腹部的腹上区和左、右季肋区，中腹部的脐区和左、右腹外侧（腰）区，下腹部的耻（腹下）区和左、右腹股沟（髂）区。

腹、盆腔各器官在腹部各区内的位置

右季肋区	腹上区	左季肋区
右半肝大部分、胆囊一部分、结肠右曲、右肾一部分	右半肝小部分、左半肝大部分、胆囊一部分、胃贲门部、胃幽门部、胃体一部分、胆总管、十二指肠一部分、胰大部分、两肾各一部分、肾上腺	左半肝小部分、胃底、胃体一部分、脾、胰尾、结肠左曲、左肾一部分
右腹外侧区	**脐区**	**左腹外侧区**
升结肠、回肠一部分、右肾一部分	胃大弯（胃充盈时）、横结肠、大网膜、两侧输尿管各一部分、十二指肠一部分、空、回肠各一部分	降结肠、空肠一部分、左肾一部分
右腹股沟区	**耻区**	**左腹股沟区**
盲肠、阑尾、回肠末段	回肠一部分、膀胱（充盈时）、子宫（妊娠期）、乙状结肠一部分、两侧输尿管各一部分	乙状结肠一部分、回肠一部分

小结速览

$$内脏结构\begin{cases}中空性器官\\实质性器官\end{cases}$$
胸部的标志线
$$腹部分区\begin{cases}四分法\\九分法\end{cases}$$

第五章　消化系统

● **重点**　胃肠的结构；肝脏的形态及分叶分段、肝外胆道系统。

○ **难点**　肝脏的形态及结构。

★ **考点**　食管的生理性狭窄、肝脏的形态及结构。

一、组成

消化系统由消化管和消化腺组成。

1. 消化管

（1）上消化道：口腔、咽、食管、胃、十二指肠。

（2）下消化道：空肠、回肠、盲肠、阑尾、结肠、直肠、肛管。

2. 消化腺

（1）大消化腺：大唾液腺、肝、胰。

（2）小消化腺：唇腺、颊腺、舌腺、食管腺、胃腺、肠腺。

二、功能

消化系统的基本功能是摄取食物，进行物理和化学性消化，经消化管黏膜上皮细胞进行吸收，最后将食物残渣形成粪便排出体外。

第一节 口腔

一、概述

1. 概念 口腔为消化管的起始部，其前壁为上、下唇，侧壁为颊，上壁为腭，下壁为口腔底。口腔向前经口唇围成的口裂通向外界，向后经咽峡与咽相通。

2. 组成 整个口腔借上、下牙弓（包括牙槽突和牙列）和牙龈分为前外侧部的口腔前庭和后内侧部的固有口腔。

二、口唇

1. 组成 口唇分上唇和下唇，外面为皮肤，中间为口轮匝肌，内面为黏膜。

2. 特殊结构 上唇、下唇、口角、鼻唇沟、人中。

三、颊

1. 组成 颊是口腔的两侧壁，自外向内分别由皮肤、颊肌、颊脂体和口腔黏膜构成。

2. 特殊结构 上颌第2磨牙牙冠相对的颊黏膜上有腮腺管乳头，其上有腮腺管的开口。

四、腭

1. 组成 腭是口腔的上壁，分隔鼻腔与口腔，分硬腭和软腭。

2. 硬腭 位于腭的前2/3，主要由骨腭及表面覆的黏膜构成。黏膜厚而致密，与骨膜紧密相贴。

3. 软腭 位于腭的后1/3，主要由腭腱膜、腭肌、腭腺、血管、神经和黏膜构成。

4. 特殊结构

（1）腭帆：软腭的前份呈水平位，后份斜向后下方称为腭帆。

（2）腭垂或悬雍垂：指腭帆后缘中部垂向下方的突起。

（3）腭舌弓、腭咽弓：自腭帆两侧向下方分别形成两条黏膜皱襞，前方的一对为腭舌弓，延续于舌根的外侧，后方的一对为腭咽弓，向下延至咽侧壁。

（4）扁桃体：两弓间的三角形凹陷区称扁桃体窝，窝内容纳腭扁桃体。

（5）咽峡：腭垂、腭帆游离缘、两侧的腭舌弓及舌根共同围成咽峡。它是口腔和咽之间的狭窄部，也是两者的分界。

五、牙

1. 种类及数量 牙分别排列成上牙弓和下牙弓，各有 16 颗，其中切牙 4 颗、尖牙 2 颗、磨牙 10 颗。

2. 牙的记录方法 以被检查者的方位为准，以"＋"记号划分成 4 区，并以罗马数字 I～V 标示乳牙，用阿拉伯数字 1～8 标示恒牙。

3. 牙的形态 每个牙均可分为牙冠、牙根和牙颈。

4. 牙的组织 牙由牙质、釉质、牙骨质和牙髓组成。

5. 牙周组织 包括牙周膜、牙槽骨和牙龈。

六、舌

1. 舌乳头 舌乳头分为丝状乳头、菌状乳头、叶状乳头和轮廓乳头 4 种，后三者含有味蕾，为味觉感受器，具有感受酸、甜、苦、咸等味觉功能。

丝状乳头	数目最多	遍布于舌背前2/3
菌状乳头	数目少	散在于丝状乳头之间，多见于舌尖和舌侧缘
叶状乳头	每侧4~8条	位于舌侧缘的后部，腭舌弓的前方
轮廓乳头	7~11个	排列于界沟前方

2. 特殊结构

（1）舌系带。

（2）舌下阜：其上有下颌下腺管和舌下腺大管的开口。

（3）舌下襞：其深面藏有舌下腺。舌下腺小管开口于舌下襞表面。

（4）颏舌肌：两侧颏舌肌同时收缩，拉舌向前下方，即伸舌；单侧收缩可使舌尖伸向对侧。如一侧颏舌肌瘫痪的患者伸舌时，舌尖偏向瘫痪侧。

七、大唾液腺

1. 腮腺 开口于平对上颌第2磨牙牙冠处的颊黏膜上的腮腺管乳头。

2. 下颌下腺 位于下颌体下缘及二腹肌前、后腹所围成的下颌下三角内，其导管自腺的内侧面发出，沿口腔底黏膜深面前行，开口于舌下阜。

3. 舌下腺 位于口腔底舌下襞的深面。舌下腺大管与下颌下腺管共同开口于舌下阜，小管有多条，短而细，直接开口于舌下襞黏膜表面。

名称	位置	形态	开口
腮腺	耳郭前下方	不规则三角形	腮腺管乳头
下颌下腺	下颌下三角内	扁椭圆形	舌下阜
舌下腺	舌下襞深面	扁而长	舌下阜,舌下襞

第二节 咽

咽的分部:鼻咽、口咽、喉咽。

第三节 食管

1. 分部

分部	长度(cm)	起止
颈部	约5	自食管起始端至平对胸骨颈静脉切迹平面
胸部	18~20	胸骨颈静脉切迹平面至膈的食管裂孔之间
腹部	1~2	自食管裂口至贲门

2. 食管的狭窄部

名称	位置	与椎体关系	距中切牙距离(cm)	意义
第一狭窄	食管的起始处	平第6颈椎体下缘水平	约15	狭窄部是食管异物易滞留和食管癌的好发部位
第二狭窄	与左支气管交叉处	第4、5胸椎体之间水平	约25	
第三狭窄	膈的食管裂孔处	平第10胸椎水平	约40	

第四节 胃

1. 胃的解剖结构

（1）胃小弯：凹向右上方，其最低点弯度明显折转处，称角切迹。

（2）胃大弯：凸向左下方。

（3）贲门：胃的入口，连接食管。

（4）贲门切迹：位于贲门的左侧，食管末端左缘与胃底所形成的锐角。

（5）幽门：胃的出口，连接十二指肠。

2. 胃的分部

（1）贲门部：贲门附近的部分，界域不明显。

（2）胃底：贲门平面以上，向左上方膨出的部分。

（3）胃体：自胃底向下至角切迹处的中间部分。

（4）幽门部：胃体与幽门之间的部分。

3. 胃的位置 胃的贲门位于第 11 胸椎体左侧，幽门约在第 1 腰椎体右侧。胃大弯的位置较低，其最低点一般在脐平面。

4. 胃壁的结构

（1）黏膜：由上皮及其深面的固有膜和黏膜肌层构成。

（2）黏膜下层：由疏松结缔组织构成，其内含有丰富的血管、淋巴管、淋巴组织、神经和黏膜下层腺体。

（3）肌层：较厚，由外纵、中环、内斜的三层平滑肌构成。

（4）浆膜。

5. 特殊结构 幽门括约肌、胃小凹、幽门瓣。

第五节 小肠

一、十二指肠

十二指肠介于胃与空肠之间，全长约25cm，整体上呈"C"形，包绕胰头，可分上部、降部、水平部和升部四部。

1. 十二指肠球 十二指肠上部近侧与幽门相连接的一段肠管，长约2.5cm，其肠壁薄，管径大，黏膜面光滑平坦，无环状襞，是十二指肠溃疡及穿孔的好发部位。

2. 十二指肠上曲 上部与降部转折处形成的弯曲。

3. 十二指肠下曲 降部垂直下行后弯向左行移行为水平部形成的弯曲。

4. 十二指肠大乳头 降部后内侧壁圆形隆起，为肝胰壶腹的开口处。

5. 十二指肠空肠曲 升部与空肠间移行转折处形成的弯曲。

6. 十二指肠悬韧带 将空肠曲固定于膈肌右膈脚上，可作为确定空肠起始的重要标志。

分布	位置	长度（cm）	与腹膜关系	主要结构
上部	平 L_1	约5	腹膜内位器官	十二指肠球
降部	平 $L_1 \sim L_3$	7~8	腹膜外位器官	十二指肠大乳头
水平部	平 L_3	约10	腹膜外位器官	前面有肠系膜上动、静脉
升部	平 L_2	2~3	腹膜内位器官	十二指肠悬韧带

二、空肠与回肠

1. 上接十二指肠空肠曲，下接盲肠。

2. 空肠占据小肠近端 2/5，位于左腰区和脐区，管径较粗，管壁较厚，血管较多，颜色较红，呈粉红色。

3. 回肠占据小肠远端 3/5，位于脐区、右腹股沟区和盆腔内，管径较细，管壁较薄，血管较少，颜色较浅，呈粉灰色。

项目	空肠	回肠
位置	位于左上腹部	位于右下腹部
长度	占据全长 2/5	占据全长 3/5
管腔	较粗	较细
管壁	较厚	较薄
颜色	较红	较浅
环状襞	明显	不明显
淋巴滤泡	孤立淋巴滤泡	集合淋巴滤泡、孤立淋巴滤泡
血管弓	少，1~2级弓	多，4~5级弓
直血管	较长	较短

第六节　大肠

一、概述

1. 大肠上接回肠，下接肛门，是消化管的下段，围绕于空、回肠走行，可分为盲肠、阑尾、结肠、直肠和肛管5部分。

2. 大肠的主要功能为吸收水分、维生素和无机盐，并将食物残渣形成粪便，排出体外。

3. 除直肠、肛管和阑尾外，结肠和盲肠具有三种特征性结构，即结肠带、结肠袋和肠脂垂。在腹部手术中，鉴别大、小肠主要依据大肠的上述三个特征。

二、盲肠

为大肠的起始部，下为盲端，上接升结肠，左侧与回肠相连接。主要位于右髂窝内，属于腹膜内位器官，其体表投影在腹股沟韧带外侧半的上方。

1. 回盲口 回肠末端向盲肠的开口。

2. 回盲瓣 回盲口处肠壁增厚形成上、下两片半月形的皱襞，作用为阻止小肠内容物过快地流入大肠，并可防止盲肠内容物逆流回小肠。

三、阑尾

阑尾，又称引突，其长度因人而异，一般长5~7cm，阑尾根部较固定，游离端移动性大，阑尾口多数在回盲口的后下方约2cm处，其下缘有一条半月形黏膜皱襞，称阑尾瓣，作用为防止粪块或异物坠入阑尾腔。

1. 阑尾炎 成人阑尾管腔狭小，排空欠佳；阑尾系膜呈三角形或扇形，内含血管、神经、淋巴管及淋巴结等；由于阑尾系膜短于阑尾本身，致使阑尾呈钩形、S形或卷曲状等不同程度的弯曲。这些都是易使阑尾发炎的形态基础。

2. 阑尾的位置 通常阑尾与盲肠一起位于右髂窝内，阑尾的位置主要取决于盲肠的位置，由于阑尾体和尖移动性较大，因此阑尾在右髂窝内，与回盲部的位置关系有多种，即可在回肠下、盲肠后、盲肠下、回肠前及回肠后位等。中国人的阑尾以回肠下位和盲肠后位较多见。由于 3 条结肠带均在阑尾根部集中，故沿结肠带向下追踪，是寻找阑尾的可靠方法。

3. 阑尾根部的体表投影点　通常在右髂前上棘与脐连线的中、外 1/3 交点处，该点称 McBurney 点。

四、结肠

结肠是介于盲肠与直肠之间的一段大肠，整体呈"M"形，包绕于空、回肠周围。结肠分为升结肠、横结肠、降结肠和乙状结肠 4 部分，管径依次递减。

分布	起	止	与腹膜关系
升结肠	盲肠上端	结肠右曲	腹膜间位器官
横结肠	结肠右曲	结肠左曲	腹膜内位器官
降结肠	结肠左曲	左髂嵴	腹膜间位器官
乙状结肠	左髂嵴	第 3 骶椎平面	腹膜内位器官

五、直肠与肛管

1. 直肠　是消化管位于盆腔下部的一段，矢状面上形成直肠骶曲、直肠会阴曲。

2. 肛管　被肛门括约肌所包绕，平时处于收缩状态，有控制排便的作用。

（1）肛门内括约肌为平滑肌，环绕肛管上 3/4 段，从肛门直肠交界向下延伸到白线，白线是肛门内括约肌下界的标志，有协助排便的功能。

（2）肛门外括约肌为骨骼肌，围绕整个肛管，受意识支配，有较强的控制排便功能。

	直肠	肛管
起	第 3 骶椎前方	盆膈
止	盆膈	肛门
形态	有弯曲，有膨大	较直、变窄
主要结构	直肠壶腹、直肠横襞	肛柱、肛瓣、肛窦、肛直肠线、齿状线、肛梳、白线

第七节　肝

一、肝的形态

肝是人体内最大的腺体和实质性器官。肝的血液供应十分丰富，故活体的肝呈棕红色。肝的质地柔软而脆弱，易受外力冲击而破裂，从而引起腹腔内大出血。

1. 肝呈不规则的楔形，可分为上、下两面，前、后、左、右 4 缘。

2. 肝上面膨隆，与膈相接触，故又称膈面；肝膈面后部没有腹膜被覆的部分称裸区；肝下面凹凸不平，邻接一些腹腔器官，又称脏面；肝膈面有矢状位的镰状韧带附着，借此韧带将肝分为左、右两叶，肝左叶小而薄，肝右叶大而厚。

3. 肝脏面中部有略呈 H 形的 3 条沟。其中横行的沟位于脏面正中，有肝左、右管，肝固有动脉左、右支，肝门静脉左、右支和肝的神经、淋巴管等出入，故称肝门。左侧的纵沟较窄而深，沟的前部有肝圆韧带通过，称肝圆韧带裂，肝圆韧带由胎儿时期的脐静脉闭锁而成，经肝镰状韧带的游离缘下行至脐；沟的后部容纳静脉韧带，称静脉韧带裂，静脉韧带由胎儿时期的静脉导管闭锁而成。右侧的纵沟较宽而浅，沟的前部为一浅窝，容纳胆囊，故称胆囊窝；沟的后部为腔静脉沟，容纳下腔静脉。

4. 在腔静脉沟的上端处，有肝左、中、右静脉出肝后立即注入下腔静脉，故临床上常称此沟上端为第二肝门。

二、肝的位置和毗邻

1. 肝的位置　肝大部分位于右季肋区和腹上区，小部分位于左季肋区。肝的膈面前部分被肋所掩盖，仅在腹上区的左、右肋弓之间，有一小部分露出于剑突之下，直接与腹前壁相接触。若能在成人右肋弓下触及肝，应考虑为病理性肝大。

2. 肝的毗邻　肝上方为膈，膈上有右侧胸膜腔、右肺及心等；肝右叶下面，前部与结肠右曲邻接，中部近肝门处邻接十二指肠上曲，后部邻接右肾上腺和右肾。肝左叶下面与胃前壁相邻，后上方邻接食管腹部。

三、肝的分叶与管道系统

肝可分为肝左叶、肝右叶、方叶和尾状叶。

肝内有 4 套管道，形成两个系统，即 Glisson 系统和肝静脉系统。

1. Glisson 系统　肝门静脉、肝固有动脉和肝管的各级分支在肝内的走行、分支和配布基本一致，并有 Glisson 囊包绕，共同组成 Glisson 系统。

2. 肝静脉系统　肝静脉系统的各级属支行于肝段之间，

而其主干即肝左静脉、肝中间静脉、肝右静脉，相应地行于各肝裂中，最后在腔静脉沟的上端（第二肝门处）出肝，分别注入下腔静脉。

四、肝外胆道系统

肝外胆道系统指肝门以外的胆道系统，包括胆囊和输胆管道（肝左管、肝右管、肝总管和胆总管）。肝外胆道与肝内胆道一起，将肝分泌的胆汁输送到十二指肠腔。

1. 胆囊 胆囊为贮存和浓缩胆汁的囊状器官，分为底、体、颈、管4部分，呈梨形，位于肝下面的胆囊窝内，其上与肝相连，下与结肠右曲和十二指肠上曲相邻。

（1）胆囊底的体表投影位置在右腹直肌外缘或右锁骨中线与右肋弓交点附近。胆囊发炎时，该处可有压痛。

（2）胆囊管在肝十二指肠韧带内与其左侧的肝总管汇合，形成胆总管。

（3）胆囊管、肝总管和肝的脏面围成的三角形区域称胆囊三角（Calot三角），三角内常有胆囊动脉通过，因此该三角是胆囊手术中寻找胆囊动脉的标志。

2. 肝管与肝总管 肝左、右管分别由左、右半肝内的毛细胆管逐渐汇合而成，出肝门后汇合成肝总管，下行于肝十二指肠韧带内，与胆囊管以锐角汇合成胆总管。

3. 胆总管 由肝总管和胆囊管汇合而成，在肝十二指肠韧带内下行，在十二指肠后内侧壁内与胰管汇合，形成一略膨大的共同管道，称肝胰壶腹，开口于十二指肠大乳头。在肝胰壶腹周围有肝胰壶腹括约肌。

4. 胆汁分泌过程 Oddi括约肌平时保持收缩状态，由肝分泌的胆汁，经肝左管、肝右管、肝总管、胆囊管进入胆囊内贮存。进食后，尤其进食高脂肪食物，在神经体液因素调节下，胆囊收缩，Oddi 括约肌舒张，使胆汁自胆囊经胆囊管、胆总管、肝胰壶腹、十二指肠大乳头，排入十二指肠腔内。

第八节　胰

一、胰的概述

胰是人体第二大的消化腺，由外分泌部和内分泌部组成。

1. 外分泌部　分泌胰液，内含多种消化酶（如蛋白酶、脂肪酶及淀粉酶等），分解消化蛋白质、脂肪和糖类等。

2. 内分泌部　即胰岛，主要分泌胰岛素和胰高血糖素，调节血糖浓度。

二、胰的位置与毗邻

胰位于腹上区和左季肋区，为腹后位器官，质地柔软，前方隔网膜囊与胃相邻，后方有下腔静脉、胆总管、肝门静脉和腹主动脉等重要结构。其右端被十二指肠环抱，左端抵达脾门。

腹膜内位器官	腹膜间位器官	腹膜外位器官
胃	肝	肾
十二指肠上部	胆囊	肾上腺
空肠	升结肠	输尿管
回肠	降结肠	空虚的膀胱
盲肠	子宫	十二指肠降部、
阑尾	充盈的膀胱	下部和升部
横结肠	直肠上段	直肠中、下段
乙状结肠		胰
脾、卵巢、输卵管		

小结速览

口腔
- 咽峡
- 大唾液腺
  - 腮腺
  - 下颌下腺
  - 舌下腺
- 食管三狭窄
  - 第一狭窄：食管的起始处
  - 第二狭窄：与左支气管交叉处
  - 第三狭窄：膈的食管裂孔处

胃
- 胃小弯
- 胃大弯
- 贲门
- 幽门

肠
- 十二指肠
  - 上部：球部，十二指肠溃疡及穿孔好发于此
  - 降部：十二指肠大乳头——胆总管和胰管的共同开口
  - 升部：Treitz 韧带是确认空肠起始的重要标志
- 结肠和盲肠具有 3 种特征性结构：结肠带、结肠袋和肠脂垂
- McBurney 点：脐与右髂前上棘连线的中、外 1/3 交点处
- 肛门直肠环：切断此环，可引起大便失禁

肝脏
- 肝脏的形态
- Calot 三角：由肝总管、胆囊管和肝的脏面围成

胰
- 外分泌部：分泌胰液，帮助消化
- 内分泌部：分泌胰岛素和胰高血糖素，调节血糖

第六章　呼吸系统

- ● **重点**　鼻旁窦；肺的形态及结构。
- ○ **难点**　喉肌的构成及功能。
- ★ **考点**　鼻旁窦；左、右主支气管的特点；喉软骨的特点。

一、呼吸系统的组成

1. 呼吸道　包括鼻、咽、喉、气管及支气管等。通常称鼻、咽、喉为上呼吸道，气管和各级支气管为下呼吸道。

2. 肺　肺由实质和肺间质组织组成，前者包括支气管树和肺泡；后者包括结缔组织、血管、淋巴管、淋巴结和神经等。

二、呼吸系统的功能

呼吸系统主要是进行气体交换，此外还有发音、嗅觉、神经内分泌、协助静脉血回流入心等功能。

第一节　鼻

鼻分三部，即外鼻、鼻腔和鼻旁窦。它既是呼吸道的起始部又是嗅觉器官。

1. 外鼻　分为骨部和软骨部，外被皮肤，内覆黏膜。包括鼻根、鼻背、鼻尖、鼻翼。

2. 鼻腔

（1）鼻腔是由骨和软骨及其表面被覆的黏膜和皮肤构成。

（2）鼻腔被鼻中隔分为左、右两腔，向前借鼻孔通外界，向后经鼻后孔通鼻咽部。每侧鼻腔以鼻阈为界分为鼻前庭和固有鼻腔。

（3）鼻中隔由筛骨垂直板、犁骨和鼻中隔软骨组成支架，表面被覆黏膜。

（4）鼻甲包括上鼻甲、中鼻甲、下鼻甲和最上鼻甲（多数人有）。

3. 鼻旁窦 指鼻腔周围含气颅骨内的空腔，分别位于额骨、筛骨、蝶骨和上颌骨内，窦壁内衬黏膜并与鼻腔黏膜相移行，有温暖、湿润空气及对发音产生共鸣的作用。

名称	位置	开口	意义
额窦	额骨额鳞的下部内	中鼻道	温暖、湿润空气，对发音产生共鸣
筛窦	筛骨迷路内	前、中群开口于中鼻道；后群开口于上鼻道	
蝶窦	蝶骨体内	蝶筛隐窝	
上颌窦	上颌体内	中鼻道（半月裂孔）	

第二节 喉

喉主要由喉软骨和喉肌构成，既是呼吸的管道，又是发音的器官。上界是会厌上缘，下界为环状软骨下缘。

一、喉软骨

1. 甲状软骨 由前缘互相愈着的呈四边形的左、右软骨板组成，构成喉的前壁和侧壁。

（1）前角：左、右软骨板愈着处。

（2）喉结：前角上端向前突出的部位。

（3）上切迹：喉结上方的 V 形切迹。

（4）上角和下角：左、右板的后缘游离，并向上、下发出的突起。上角与舌骨大角连接，下角与环状软骨相关节。

2. 环状软骨

（1）环状软骨位于甲状软骨的下方，是喉软骨中唯一完整的软骨环，故其有支撑气道、保持气道畅通的作用。

（2）它由前部的环状软骨弓和后部的环状软骨板构成，环状软骨弓平对第 6 颈椎，弓与板交界处有甲关节面。

3. 会厌软骨 位于舌骨体后方，上宽下窄呈叶状，下端借甲状会厌韧带连于甲状软骨前角内面的上部。会厌软骨被覆黏膜构成会厌。

4. 杓状软骨

（1）成对，分为一尖、一底、两突和三个面。

（2）环状软骨底向前突出的突起称声带突，有声韧带附着；向外侧的突起称肌突，大部分喉肌附着于此。

二、喉的连结

1. 甲状舌骨膜 其中部增厚称甲状舌骨正中韧带。

2. 环甲关节 前倾运动使声带紧张；复位时，声带松弛。

3. 环杓关节 由环状软骨板上缘的杓关节面和杓状软骨底的关节面构成。

（1）运动：沿该关节垂直轴向内、外侧旋转，向前、后、内、外侧滑动。

（2）旋内缩小声门，旋外开大声门。

4. 方形膜

（1）起始于甲状软骨前角后面和会厌软骨两侧缘，向后附着于杓状软骨前内侧缘。

（2）前庭韧带：方形膜游离的下缘。

5. 弹性圆锥又称环声膜

（1）环甲正中韧带：弹性圆锥前面中部增厚的弹性纤维。

（2）声韧带：弹性圆锥上缘游离增厚，连接于甲状软骨至声带突之间的部分。

（3）声带：声韧带连同声带肌及覆盖于其表面的喉黏膜一起称为声带。

6. 环状软骨气管韧带　环状软骨气管韧带为连接环状软骨下缘和第1气管软骨环的结缔组织膜。

三、喉肌

1. 作用　紧张或松弛声带，缩小或开大声门裂，缩小喉口。

2. 分类　喉肌按其部位分内、外两群；依其功能分声门开大肌和声门括约肌。

名称	起点	止点	作用
环甲肌	环状软骨弓前外侧面	甲状软骨下角和下缘	紧张并拉长声带
环杓后肌	环状软骨板后面	同侧杓状软骨的肌突	开大声门裂，声带紧张

名称	起点	止点	作用
环杓侧肌	环状软骨弓上缘和弹性圆锥的外面	杓状软骨肌突的前面	声门裂变窄
甲杓肌	甲状软骨前角后面	杓状软骨外侧面	松弛声带，缩小声门裂
杓横肌	两端连于两侧杓状软骨肌突及其外侧缘		紧张声带，缩小喉口及喉前庭
杓斜肌	杓状软骨	对侧杓状软骨尖	缩小喉口和声门裂
杓会厌肌	杓状软骨尖	会厌软骨及甲状会厌韧带	关闭喉口

四、喉腔

1. 喉口 喉腔的上口，由会厌上缘、杓状会厌襞和杓间切迹围成。前庭裂为两侧前庭襞之间的裂隙，比声门裂宽。

2. 喉前庭 位于喉口与前庭襞之间。

3. 喉中间腔

（1）喉中间腔是喉腔中声襞与前庭襞之间的部位，向两侧经前庭襞和声襞间的裂隙至喉室。

（2）声门裂是位于两侧声襞及杓状软骨底和声带突之间的裂隙，是喉腔最狭窄之处。声门裂前 2/3 在两侧声带之间，称膜间部；后 1/3 位于两侧杓状软骨底和声带突之间，称软骨间部。

（3）声带和声门裂合称为声门。

4. 声门下腔

（1）声襞与环状软骨下缘之间为声门下腔。

（2）其黏膜下组织疏松，炎症时易发生喉水肿，尤以婴幼儿更易产生急性喉水肿而致喉梗塞，从而产生呼吸困难。

第三节 气管与支气管

一、气管

1. 位置 位于喉与气管权之间，起于环状软骨下缘约平第6颈椎体下缘，向下至胸骨角平面约平第4胸椎体下缘处，分叉形成左、右主支气管。

2. 组成 由黏膜、气管软骨、平滑肌和结缔组织构成。其中气管软骨是14~17个缺口向后，呈"C"形的透明软骨环。

3. 气管隆嵴 气管权的内面，呈矢状位的半月状嵴。

二、支气管

1. 概念 气管分出的各级分支。一级分支为左、右主支气管。

2. 嵴下角 气管中线与主支气管下缘间的夹角。

3. 左右主支气管的特点 左主支气管细而长，嵴下角大，斜行。右主支气管短而粗，嵴下角小，走行较左主支气管直，故经气管坠入的异物多进入右主支气管。

第四节 肺

一、肺的形态

1. 肺的形态包括一尖、一底、三面、三缘。

（1）三面：肋面、纵隔面、膈面。纵隔面又称内侧面，其中央有肺门。肺门内出入的支气管、血管、淋巴管、神经被结缔组织包裹统称为肺根。

（2）三缘：前缘、后缘、下缘。前缘为肋面与纵隔面在前方的移行处，后缘为肋面与纵隔面在后方的移行处，下缘为膈面与肋面、纵隔面的移行处。左肺前缘下部有心切迹。心切迹下方有左肺小舌。

2. 两侧肺根内的结构自上而下排列不同，左肺根：肺动脉、左主支气管、左肺下静脉。右肺根：上叶支气管、肺动脉、肺静脉。两侧肺根内的结构从前向后排列相同，为肺上静脉、肺动脉、主支气管。

3. 左肺借斜裂分为上、下两叶，右肺借斜裂和水平裂分为上、中、下三叶。

二、支气管树

1. 概念 主支气管（一级支气管）→肺叶支气管（二级支气管）→肺段支气管（三级支气管）→全部各级支气管反复分支成树状（支气管树）。

2. 支气管及肺段的血液供应

（1）肺动脉：是运送血液至肺进行气体交换的功能性血管。自肺门进入肺内，多与支气管分支伴行，直至进入肺泡隔，包绕肺泡壁形成肺泡毛细血管网。

（2）支气管动脉：肺的营养血管，通常有 1~4 支。在肺门处吻合成网，进入肺内伴支气管走行，进入肺段，最后形成毛细血管网供应支气管壁的外膜和黏膜下层。

第五节　胸膜

1. 壁胸膜 被覆于胸壁内面、纵隔两侧面和膈上面及突至颈根部胸廓上口平面以上的胸膜部分，包括：肋胸膜、膈胸膜、纵隔胸膜和胸膜顶。

2. 脏胸膜　覆盖于肺表面，伸入叶间裂内的一层浆膜，又称肺胸膜。

3. 胸膜腔　脏、壁胸膜之间封闭的间隙，左右各一，呈负压。间隙内有少许浆液，起润滑作用。

4. 胸膜隐窝　壁胸膜返折并相互移行处的胸膜腔，即使在深吸气时，肺缘也达不到其内，故名胸膜隐窝，包括如下。

（1）肋膈隐窝：左右各一，由肋胸膜与膈胸膜返折形成，是诸胸膜隐窝中位置最低、容量最大的部位。深度可达两个肋间隙，胸膜腔积液常先积存于肋膈隐窝。

（2）肋纵隔隐窝：位于心包处的纵隔胸膜与肋胸膜相互移行处。

（3）膈纵隔隐窝：位于膈胸膜与纵隔胸膜之间，因心尖向左侧突出而形成，故该隐窝仅存在于左侧胸膜腔。

5. 胸膜及肺的体表投影

（1）各部壁胸膜相互移行返折之处称胸膜返折线。肋胸膜与纵隔胸膜前缘的返折线是胸膜前界；与其后缘的返折线是胸膜后界；而肋胸膜与膈胸膜的返折线则是胸膜下界。

（2）肺和胸膜下界体表投影

体表投影	锁骨中线	腋中线	肩胛线
肺下界	第 6 肋	第 8 肋	第 10 肋
胸膜下界	第 8 肋	第 10 肋	第 11 肋

第六节 纵隔

1. 纵隔是两侧纵隔胸膜间全部器官、结构和结缔组织的总称。

2. 前界为胸骨，后界为脊柱胸段，两侧为纵隔胸膜，上界是胸廓上口，下界是膈。

3. 纵隔的分区

纵隔		位置	容纳脏器
上纵隔（胸骨角平面以上）		前方为胸骨柄，后方为第1~4胸椎体，上界为胸廓上口，下界为胸骨角至第4胸椎体下缘的平面	自前向后有：胸腺、左和右头臂静脉、上腔静脉、膈神经、迷走神经、喉返神经、主动脉弓及其三大分支，气管、食管、胸导管
下纵隔（胸骨角平面以下）	前纵隔	心包前方与胸骨体之间	胸腺或胸腺遗迹、纵隔前淋巴结、胸廓内动脉纵隔支、疏松结缔组织和胸骨心包韧带等
	中纵隔	前、后纵隔之间	心脏以及出入心的大血管
	后纵隔	心包与脊柱胸段之间	气管杈、左右主支气管、食管、胸主动脉、奇静脉、半奇静脉、胸导管、交感干胸段和淋巴结等

小结速览

鼻旁窦 { 额窦 / 筛窦 / 蝶窦 / 上颌窦

喉 {
  喉软骨 { 甲状软骨 / 会厌软骨 / 环状软骨 / 杓状软骨
  环甲正中韧带：急性喉阻塞时的理想穿刺点
  声门裂：喉腔最狭窄处
  声门下腔：炎症时易发生喉水肿
}

肺 {
  肺的形态：一尖、一底、三面、三缘
  支气管树
}

胸膜 {
  脏胸膜
  壁胸膜 { 肋胸膜 / 膈胸膜 / 纵隔胸膜 / 胸膜顶 }
}

纵隔 {
  上纵隔
  下纵隔 { 前纵隔 / 中纵隔 / 后纵隔 }
}

第七章　泌尿系统

● **重点**　肾的结构；膀胱三角。
○ **难点**　肾的形态、位置。
★ **考点**　输尿管的三处狭窄；膀胱三角。

泌尿系统由肾、输尿管、膀胱和尿道组成。

第一节　肾

一、肾的形态

1. 肾的形状、大小、重量　肾的前面凸向前外侧，后面紧贴腹后壁，上端宽而薄，下端窄而厚，肾长约 10cm（8～14cm）、宽约 6cm（5～7cm）、厚约 4cm（3～5cm），重 134～148g。

2. 肾门　内侧缘中部呈四边形的凹陷称肾门，为肾的血管、神经、淋巴管及肾盂出入的门户。

3. 肾蒂　肾门诸结构为结缔组织包裹称肾蒂。肾蒂内各结构的排列关系自前向后顺序为：肾静脉、肾动脉和肾盂末端。自上而下顺序是：肾动脉、肾静脉和肾盂。

4. 肾窦　由肾门伸入肾实质的腔隙称肾窦，为肾血管、肾小盏、肾大盏、肾盂和脂肪等所占据。肾门是肾窦的开口，肾窦是肾门的延续。

二、肾的位置与毗邻

1. 位置

（1）肾位于脊柱两侧，腹膜后间隙内，属腹膜外位器官。

（2）肾的高度：左肾在第 11 胸椎体下缘至第 2~3 腰椎间盘之间；右肾则在第 12 胸椎体上缘至第 3 腰椎体上缘之间。因受肝的影响，右肾较左肾低 1~2cm。

（3）肾门的体表投影称肾区：为竖脊肌外缘与第 12 肋的夹角处。

肾脏	上端	下端	第 12 肋斜过
左肾	平第 11 胸椎体下缘	第 2~3 腰椎椎间盘之间	后面中部
右肾	平第 12 胸椎体上缘	平第 3 腰椎体上缘	后面上部

2. 毗邻 肾上腺：位于两肾的上方，被肾筋膜包绕，但位于肾纤维膜之外。

三、肾的被膜

肾皮质表面由肌织膜包被，与肾实质紧密粘连，进入肾窦，被覆于肾乳头以外的窦壁上。除肌织膜外，肾的被膜由内向外分为三层，依次为纤维囊、脂肪囊和肾筋膜。

1. 纤维囊 由致密结缔组织和弹性纤维构成。在肾门处，此膜分为两层，一层贴于肌织膜外面，另一层包被肾窦内结构表面。

2. 脂肪囊 富含脂肪。

3. 肾筋膜 包被肾的周围和肾上腺。位于肾前方的是肾前筋膜，位于肾后方的是肾后筋膜。二者在肾上腺上方和肾外侧愈合，在肾下方分离，分别移行为腹膜外组织和髂筋膜。

（1）肾前筋膜被覆与肾血管的表面，并与对侧的肾前筋膜移行。

（2）肾后筋膜向内附着于椎体筋膜。

四、肾的结构

1. 肾皮质　①肾小体；②肾小管。

2. 肾髓质　肾锥体→肾乳头→肾小盏→肾大盏→肾盂→输尿管。

五、肾段血管与肾段

1. 肾动脉在肾门处分为前支和后支。前支较粗，再分出 4 个二级分支，与后支一起进入肾实质。肾动脉的 5 个分支在肾内呈节段性分布，称肾段动脉。

2. 每支肾段动脉分布到一定区域的肾实质，称为肾段。

3. 每个肾分 5 个肾段，即上段、上前段、下前段、下段和后段。

4. 肾内静脉无一定的节段性，相互之间有丰富的吻合支。

六、肾的畸形与异常

包括马蹄肾、多囊肾、双肾盂及双输尿管、单肾、低位肾。

第二节　输尿管

1. 输尿管　成对排列，位于腹膜外位。约平第 2 腰椎上缘起自肾盂末端，终于膀胱。

2. 输尿管全长分为 3 部分　输尿管腹部、输尿管盆部和输尿管壁内部。

3. 输尿管全程有 3 处狭窄

上狭窄	位于肾盂输尿管移行处
中狭窄	位于骨盆上口，输尿管跨过髂血管处
下狭窄	在输尿管壁内部

第三节　膀胱

空虚的膀胱呈三棱锥体形，分尖、体、底和颈四部。由膀胱尖沿腹前壁至脐之间有脐正中韧带。

1. 膀胱襞　当膀胱壁收缩时，膀胱内面被覆的黏膜聚集成皱襞。

2. 输尿管间襞　指两个输尿管口之间的皱襞。

3. 膀胱三角　膀胱底内面，有一个呈三角形的区域，位于左、右输尿管口和尿道内口之间，此处膀胱黏膜与肌层紧密连接，缺少黏膜下层组织，无论膀胱扩张或收缩，始终保持平滑。

4. 膀胱的位置及毗邻

（1）前方为耻骨联合。男性后方毗邻精囊、输精管壶腹和直肠，女性后方毗邻子宫和阴道。

（2）空虚时膀胱全部位于盆腔内，为腹膜外位器官，充盈时膀胱上升，为腹膜间位器官。

（3）膀胱前隙又称耻骨后间隙，位于膀胱与耻骨联合之间。

小结速览

肾脏
- 肾皮质
  - 肾小体
  - 肾小管
- 肾髓质：肾锥体→肾乳头→肾小盏→肾大盏→肾盂→输尿管

输尿管
- 三分部
  - 腹部
  - 盆部
  - 壁内部
- 三狭窄
  - 上狭窄：肾盂输尿管移行处
  - 中狭窄：骨盆上口，输尿管跨过髂血管处
  - 下狭窄：在输尿管壁内部

膀胱

第八章　男性生殖系统

● **重点**　睾丸和输精管道的解剖特点；尿道的构成。
○ **难点**　男性内生殖器的组成和结构。
★ **考点**　尿道的构成。

1. 生殖系统由内生殖器和外生殖器两部分构成。内生殖器由生殖腺、生殖管道和附属腺组成。

2. 男性内生殖器由生殖腺（睾丸）、输精管道（附睾、输精管、射精管、男性尿道）和附属腺（精囊、前列腺、尿道球腺）组成。男性外生殖器为阴茎和阴囊。

3. 睾丸产生精子和分泌雄激素，精子先贮存于附睾内，当射精时经输精管、射精管和尿道排出体外。精囊、前列腺和尿道球腺的分泌物参与精液的组成，并供给精子营养，有利于精子的活动。

第一节　男性内生殖器

男性内生殖器	形态	位置	结构	功能
睾丸	睾丸呈微扁的椭圆形，表面光滑。前缘游离；后缘有血	位于阴囊内，左、右各一，一般左侧略低于右侧	睾丸表面有一层白膜。白膜在睾丸后缘增厚，并凸入睾	睾丸上皮产生精子。精曲小

续表

男性内生殖器		形态	位置	结构	功能
	睾丸	管、神经和淋巴管出入，并与附睾相连。上端被附睾头遮盖，下端游离。外侧面较隆凸，与阴囊壁相贴；内侧面较平坦，与阴囊中隔相依		丸内形成睾丸纵隔。从纵隔发出许多睾丸小隔，将睾丸实质分为许多睾丸小叶。小叶内含有生精小管	管之间结缔组织间质的细胞分泌雄激素
	附睾	呈新月形，附睾上端膨大为附睾头，中部为附睾体，下端为附睾尾	紧贴睾丸的上端和后缘而略偏外侧		附睾为暂时储存精子的器官，分泌的附睾液供给精子营养，促进精子进一步成熟
输精管和射精管	输精管	输精管是附睾管的直接延续		依其行程可分为四部：睾丸部、精索部、腹股沟管部、盆部	运输精子

续表

男性内生殖器		形态	位置	结构	功能
输精管和射精管	精索	圆索状结构	睾丸上端和腹股沟管腹环之间的一对柔软的圆索状结构	表面包有三层被膜，从内向外依次为：精索内筋膜、提睾肌和精索外筋膜	
	射精管	由输精管末端与精囊的输出管汇合而成，向前下穿前列腺实质，开口于尿道的前列腺部			射精管壁有平滑肌纤维，能够产生有力的收缩，帮助精液的排出
精囊		成对长椭圆形的囊性器官	膀胱底的后方，输精管壶腹的下外侧	输出管和输精管壶腹末端合成射精管	储存精液，其分泌物参与精液的组成
前列腺		前列腺呈前后稍扁的板栗形，分为底、尖、体，中间有前列腺沟	膀胱与尿生殖膈之间。前列腺上端与膀胱颈、精囊和输精管壶腹相邻。前列腺的前方为耻骨联合，后方为直肠壶腹	腺组织和平滑肌构成，其表面包有筋膜鞘，称前列腺囊	分泌物是精液的主要组成部分

续表

男性内生殖器	形态	位置	结构	功能
尿道球腺	一对豌豆大的球形腺体，开口于尿道球部	位于会阴深筋膜内		分泌物参加精液的组成，有利于精子的活动

第二节　男性外生殖器

一、阴囊

1. 阴囊由皮肤和肉膜组成。其中肉膜为浅筋膜，与腹前外侧壁浅的 Scarpa 筋膜和会阴的 Colles 筋膜相延续。

2. 阴囊深面有包被睾丸和精索的被膜，由外向内有：①精索外筋膜，为腹外斜肌腱膜的延续；②提睾肌，为腹内斜肌和腹横肌的肌纤维束；③精索内筋膜，为腹横筋膜的延续；④睾丸鞘膜，来源于腹膜，分为壁层和脏层，脏、壁两层返折移行产生的腔隙为鞘膜腔，内有少量浆液。

二、阴茎

1. 分部　阴茎可分为头、体和根三部分。阴茎头的尖端有较狭窄的尿道外口。

2. 组成　阴茎主要由两条阴茎海绵体和一条尿道海绵体组成，外包筋膜和皮肤。

3. 阴茎的皮肤 薄而柔软，富有伸展性。它在阴茎颈的前方形成双层游离的环形皱襞，包绕阴茎头，称为阴茎包皮。阴茎包皮与阴茎头的腹侧中线处连有一条皮肤皱襞，称包皮系带。

第三节 男性尿道

男性尿道兼有排尿和排精的功能。

1. 起自膀胱的尿道内口，止于阴茎头的尿道外口。

2. 男性尿道可分为前列腺部、膜部和海绵体部三部分。

男性尿道		特点	三个狭窄	三个膨大	两个弯曲
前列腺部	后尿道	是尿道中最宽和最易扩张的部分	分别位于尿道内口、尿道膜部和尿道外口，以外口最窄	分别位于尿道的前列腺部、尿道球部和尿道舟状窝	耻骨下弯和耻骨前弯
膜部		是三部中最短的部分，有尿道括约肌环绕，有控制排尿的作用			
海绵体部	前尿道	是尿道最长的一段，临床上称为前尿道			

小结速览

男性内生殖器 {
　生殖腺：睾丸
　输精管道：附睾、输精管、射精管、男性尿道
　附属腺：精囊、前列腺、尿道球腺
}

男性外生殖器

男性尿道 {
　三狭窄 {
　　尿道内口
　　尿道膜部
　　尿道外口
　}
　三膨大 {
　　尿道的前列腺部
　　尿道球部
　　尿道舟状窝
　}
　两弯曲 {
　　耻骨下弯
　　耻骨前弯
　}
　三部分 {
　　前列腺部
　　膜部
　　海绵体部
　}
}

第九章 女性生殖系统

- ● **重点** 输卵管和子宫的解剖特点。
- ○ **难点** 女性内外生殖器的结构及特点。
- ★ **考点** 输卵管的结构；子宫的固定装置；乳房的结构。

女性生殖系统由内生殖器和外生殖器组成。女性内生殖器由生殖腺（卵巢）、输送管道（输卵管、子宫和阴道）以及附属腺（前庭大腺）组成。外生殖器即女阴。

第一节 女性内生殖器

一、卵巢

左右各一，位于盆腔内，贴靠小骨盆侧壁的卵巢窝。

（一）形态

1. 卵巢可分为内、外侧两面，前、后两缘和上、下两端。

（1）外侧面与卵巢窝相依，内侧面朝向盆腔，与小肠相邻。

（2）后缘游离，称独立缘。前缘借卵巢系膜连于子宫阔韧带，称卵巢系膜缘，其中部有血管、神经等出入，称卵巢门。

（3）上端（输卵管端）与输卵管伞相接触。下端（子宫端）借卵巢固有韧带连于子宫。

2. 成年女子的卵巢大小为 4cm×2cm×3cm，重 5~6g。

3. 卵巢的大小和形状随年龄增长呈现差异。幼女的卵巢较小，表面光滑；性成熟期卵巢最大，更年期的卵巢缩小约为

2.0cm×1.5cm×0.5cm，到绝经期卵巢萎缩至 1.5cm×0.75cm×0.5cm。

（二）固定装置

卵巢的固定位置	特点
卵巢悬韧带	起自小骨盆侧缘，向内下至卵巢输卵管端的腹膜皱襞，内含有卵巢血管、淋巴管、神经丛、结缔组织和平滑肌纤维，是寻找卵巢血管的标志
卵巢固有韧带	由结缔组织和平滑肌纤维构成，表面盖以腹膜，自卵巢下端连至输卵管与子宫结合处的后下方
子宫阔韧带	后层覆盖卵巢和卵巢固有韧带，对卵巢也起固定作用

二、输卵管

1. 输卵管是输送卵子的肌性管道，长 10~14cm，左、右各一，由卵巢上端连于子宫底的两侧。

2. 其内侧端以输卵管子宫口与子宫腔相通，外侧端以输卵管腹腔口开口于腹膜腔。

3. 输卵管较为弯曲，由内侧向外侧分为四部。

输卵管四部	特点
子宫部	输卵管穿过子宫壁的部分，直径最细
峡部	短而直，管腔狭窄，输卵管结扎术的常选部位
壶腹部	约占输卵管全长的2/3，血管丰富，卵子通常在此部与精子结合成受精卵

输卵管四部	特点
漏斗部	为输卵管外侧端呈漏斗状膨大的部分，漏斗末端的中央有输卵管腹腔口，开口于腹膜腔，输卵管腹腔口的边缘有许多细长的突起，称输卵管伞

三、子宫

（一）子宫的形态

1. 子宫分为底、体、颈三部，即子宫底、子宫体、子宫颈。

2. 子宫体与子宫颈移行部之间较为狭细，称子宫峡，长约1cm。

3. 子宫内的腔隙较为狭窄，可分为两部：上部在子宫体内，称子宫腔；下部在子宫颈内，称子宫颈管。子宫颈管上口通子宫腔，下口称子宫口，通阴道。

（二）子宫壁的结构

1. 子宫壁由外而内分三层，依次为浆膜、肌层、子宫内膜。

2. 子宫内膜随着月经周期而有增生和脱落的变化。脱落的内膜由阴道流出成为月经。

（三）子宫的位置

1. 子宫位于小骨盆中央，膀胱与直肠之间，下端接阴道。

2. 两侧有输卵管和卵巢，临床上将二者合称子宫附件。

3. 当膀胱空虚时，成人子宫呈轻度的前倾前屈位，前倾指整个子宫向前倾斜，子宫的长轴与阴道的长轴形成一个向前开放的钝角，稍大于90°，前屈指子宫体与子宫颈之间向前开放的钝角，约170°。

（四）子宫的固定装置

1. 子宫借韧带、盆膈和尿生殖膈的托持以及周围结缔组织的牵拉等作用维持其正常位置。

子宫固定位置	位置与走形	作用
子宫阔韧带	子宫两侧	限制子宫向两侧倾倒
子宫圆韧带	起于子宫体前面的上外侧，输卵管子宫口的下方，向前外侧弯行，穿经腹股沟管，散为纤维止于阴阜和大阴唇皮下	维持子宫的前倾
子宫主韧带	子宫阔韧带的基部	维持子宫颈正常位置，防止子宫向下脱垂
子宫骶韧带	从子宫颈后面的上外侧向后弯行，绕过直肠的两侧，止于第 2、3 骶椎前面的筋膜	与子宫圆韧带协同，维持子宫的前倾前屈位

2. 子宫的年龄变化

（1）性成熟前期，子宫迅速发育，子宫壁增厚。

（2）经产妇的子宫较大，除各径和内腔都增大外，重量也增加一倍。

（3）绝经期后，子宫萎缩变小，子宫壁变薄。

四、阴道和前庭大腺

1. 阴道为排出月经和娩出胎儿的管道，由黏膜、肌层和外膜组成。

2. 阴道位于小骨盆中央，前有膀胱和尿道，后邻直肠，阴道下部穿过尿生殖膈。膈内的尿道阴道括约肌以及肛提肌均对阴道有括约作用。

3. 阴道的上端包绕子宫颈阴道部，形成环形凹陷称阴道穹，它分为互相连通的前部、后部和侧部，以阴道穹后部最深，其与直肠子宫陷凹间仅隔以阴道壁和一层腹膜。

4. 前庭大腺位于前庭球后端的深面，其导管开口于阴道口两侧的阴道前庭内。其分泌物有润滑阴道口的作用。

第二节　女性外生殖器

1. 女性外生殖器及特点

外生殖器	特点
阴阜	耻骨联合前方的皮肤隆起。性成熟期以后，生有阴毛
大阴唇	一对纵长隆起的皮肤皱襞。大阴唇的前端和后端左右互相连合，形成唇前连合和唇后连合
小阴唇	大阴唇内侧的一对较薄的皮肤皱襞，其前端延伸为阴蒂包皮和阴蒂系带，后端两侧会合形成阴唇系带
阴道前庭	位于两侧小阴唇之间的裂隙。前部有尿道外口，后部有阴道口，阴道口两侧各有一个前庭大腺导管的开口
阴蒂	由两个阴蒂海绵体组成，分脚、体、头三部
前庭球	位于阴道两侧的大阴唇皮下

2. 乳房

（1）位置：乳房位于胸前部，胸大肌和胸筋膜的表面，上起第 2～3 肋，下至第 6～7 肋，内侧至胸骨旁线，外侧可达腋中线。

（2）形态：成年未产妇女的乳房呈半球形，紧张而有弹性。乳头通常在第 4 肋间隙或第 5 肋与锁骨中线相交处。乳头顶端有输乳管的开口。乳头周围的皮肤色素较多，形成乳晕。

（3）结构：乳房由皮肤、皮下脂肪、纤维组织和乳腺构成。

纤维组织嵌入乳腺内，将腺体分割成 15～20 个乳腺叶，乳腺叶又分为若干乳腺小叶。一个乳腺叶有一个排泄管，称为输乳管。

乳房悬韧带（Cooper 韧带）：即乳腺周围的纤维组织发出的小纤维束，向深面连于胸筋膜，向浅面连于皮肤，对乳房起支持和固定作用。

3. 会阴

（1）狭义会阴：即产科会阴，指肛门与外生殖器之间狭小区域的软组织。

（2）广义会阴：指盆膈以下封闭骨盆下口的所有软组织，前界为耻骨联合下缘及耻骨弓状韧带；后界为尾骨尖；两侧为耻骨弓、坐骨结节和骶结节韧带。

4. 分区 以两侧坐骨结节的连线为界，将会阴分作以下两区。

（1）尿生殖区：男性有尿道通过，女性有尿道和阴道通过。

（2）肛门区：有肛管通过。

5. 会阴的肌

名称		起点	止点		作用
肛门区的肌	肛提肌	耻骨后面、坐骨棘及肛提肌腱弓	会阴中心腱、尾骨等		肛提肌和尾骨肌封闭骨盆下口的大部分，有承托盆腔脏器及固定骶、尾骨的作用
	尾骨肌	坐骨棘	骶、尾骨的侧缘		
	肛门外括约肌	分为皮下部、浅部和深部			控制排便
尿生殖区的肌	浅层肌	会阴浅横肌	坐骨结节	会阴中心腱	固定会阴中心腱
		球海绵体肌	会阴中心腱和正中缝	阴茎背面的筋膜	男：协助排尿和射精，并参与阴茎勃起。女：覆盖于前庭球表面，称阴道括约肌，缩小阴道口
		坐骨海绵体肌	坐骨结节	阴茎脚表面	男：参与阴茎勃起。女：收缩使阴蒂勃起
	深层肌	会阴深横肌	肌束张于两侧坐骨支之间，部分纤维止于会阴中心腱		可稳定会阴中心腱
		尿道括约肌	环绕尿道膜部（女性还环绕阴道，称尿道阴道括约肌）		是尿道的随意括约肌，在女性可缩紧尿道和阴道

6. 会阴的筋膜

筋膜			特点
浅筋膜			富含脂肪的结缔组织，充填在坐骨结节与肛门之间的坐骨肛门窝。尿生殖区的浅筋膜分浅、深两层
深筋膜	肛门三角的深筋膜	盆膈下筋膜	衬于肛提肌和尾骨肌下面
		盆膈上筋膜	为盆壁筋膜的一部分，覆盖于肛提肌和尾骨肌上面
	尿生殖三角的深筋膜	尿生殖膈下筋膜	覆盖于会阴深横肌和尿道括约肌的下面，两侧附于耻骨下支和坐骨支，前缘和后缘两层互相愈合
		尿生殖膈上筋膜	覆盖于会阴深横肌和尿道括约肌的上面，两侧附于耻骨下支和坐骨支，前缘和后缘两层互相愈合
		尿生殖膈	尿生殖膈上、下筋膜及其间的会阴深横肌和尿道括约肌共同组成，封闭盆膈裂孔

（1）盆膈由盆膈上、下筋膜及其间的肛提肌和尾骨肌共同组成，封闭骨盆下口的大部分，中央有直肠穿过，对承托盆腔脏器有重要作用。

（2）会阴深隙为尿生殖膈上、下筋膜之间的间隙，内有尿生殖三角的深层肌、尿道膜部和尿道球腺等结构。

小结速览

女性内生殖器
- 卵巢
- 输卵管
  - 子宫部
  - 峡部：短直而狭窄，是输卵管结扎术的常选部位
  - 壶腹部：受精部位
  - 漏斗部：卵巢排出的卵子即由此进入输卵管
- 子宫
  - 子宫阔韧带：限制子宫向两侧移动
  - 子宫圆韧带：维持子宫前倾
  - 子宫主韧带：维持子宫颈正常位置、防止子宫向下脱垂
  - 子宫骶韧带：与子宫圆韧带协同维持子宫的前倾前屈位

第十章 腹膜

一、概述

1. 腹膜

（1）概念：覆盖于腹、盆腔壁内和腹、盆腔脏器表面的一层薄而光滑的浆膜。

（2）衬于腹、盆腔壁的腹膜称为壁腹膜，由壁腹膜返折并覆盖于腹、盆腔脏器表面的腹膜称为脏腹膜。

（3）腹膜具有分泌、吸收、保护、支持、修复等功能。

①分泌功能：分泌少量浆液（正常情况下为 100～200ml），可润滑、减少摩擦。

②防御功能：腹膜和腹膜腔内浆液中含有大量的巨噬细胞，可吞噬细菌和有害物质。

③修复功能：腹膜有较强的修复和再生能力，所分泌的浆液中含有纤维素，其粘连作用可促进伤口的愈合和炎症的局限化。

2. 区分腹腔和腹膜腔的概念

（1）腹腔：膈以下、小骨盆上口以上，由腹壁围成的腔，广义的腹腔包括小骨盆腔。

（2）腹膜腔：脏腹膜和壁腹膜膜互相延续、移行，共同围成不规则的潜在性腔隙，腔内仅含少量浆液。

二、腹膜与腹盆腔脏器的关系

腹膜内器	概念	所含器官
腹膜内位器官	表面几乎都被腹膜所覆盖	胃、十二指肠上部、空肠、回肠、盲肠、阑尾、横结肠、乙状结肠、脾、卵巢和输卵管
腹膜间位器官	表面大部分被腹膜覆盖	肝、胆囊、升结肠、降结肠、子宫、膀胱和直肠上段
腹膜外位器官	仅一面被腹膜覆盖的器官	肾、肾上腺、输尿管、十二指肠降部和水平部，直肠中、下段及胰

三、腹膜形成的结构

壁腹膜与脏腹膜之间，或脏腹膜之间互相返折移行，形成许多结构，这些结构不仅对器官起着连接和固定的作用，也是血管、神经等进入脏器的途径。

（一）网膜

1. 小网膜　是由肝门向下移行于胃小弯和十二指肠上部的双层腹膜结构。

（1）肝胃韧带：小网膜从肝门连于胃小弯的部分。

（2）肝十二指肠韧带：小网膜从肝门连于十二指肠上部的部分，其内有位于右前方的胆总管、左前方的肝固有动脉和两者之后的肝门静脉。

（3）小网膜的右缘游离，其后方为网膜孔，经此孔可进入网膜囊。

2. 大网膜

（1）连于胃大弯与横结肠之间的腹膜结构，形似围裙覆盖于空、回肠和横结肠的前方。

（2）走行：大网膜由四层腹膜构成。前两层由胃和十二指肠上部的前、后面向下延伸形成。后两层由胃大弯处愈合的大网膜降至脐平面稍下方，然后向后返折向上形成，最后连于横结肠并叠合成横结肠系膜，贴于腹后壁。

（3）作用

①营养作用：大网膜前两层或后两层的腹膜间含有许多血管分支，胃大弯下方约1cm处有胃网膜左、右血管，它们分别向胃大弯和大网膜发出许多分支。

②防御功能：大网膜中含有丰富的脂肪和巨噬细胞。另外，当腹膜腔内有炎症时，大网膜可包围病灶以防止炎症扩散蔓延。

3. 网膜囊

（1）网膜囊又称小腹膜腔，是小网膜和胃后壁与腹后壁的腹膜之间的一个扁窄间隙，为腹膜腔的一部分。

（2）网膜囊有6个壁。

（3）网膜囊位置较深，毗邻关系复杂。当胃后壁穿孔或某些炎症导致网膜囊内积液时，早期常局限于囊内，给诊断带来一定困难，或因体位变化，可经网膜孔流到腹膜腔的其他部位，引起炎症扩散。

（4）网膜孔：约在第12胸椎至第2腰椎体的前方，成人可容1～2指通过。其上界为肝尾状叶，下界为十二指肠上部，前界为肝十二指肠韧带，后界为覆盖在下腔静脉表面的腹膜。

对比	网膜囊	网膜孔
位置	位于小网膜和胃后方	位于小网膜右缘的后方，约在第12胸椎至第2腰椎体的前方

对比	网膜囊	网膜孔
上壁 (界)	肝尾状叶和膈下方的腹膜	肝尾状叶
下壁 (界)	大网膜前、后层的愈合处	十二指肠上部
前壁 (界)	由上向下依次为小网膜、胃 后壁腹膜和胃结肠韧带	肝十二指肠韧带
后壁 (界)	由下至上依次为横结肠及其 系膜以及覆盖胰、左肾、左 肾上腺等处的腹膜	覆盖在下腔静脉表面的 腹膜
左侧壁	脾、胃脾韧带和脾肾韧带	
右侧壁	借网膜孔与腹膜腔其余部分 相通	

（二）系膜

系膜是壁、脏腹膜相互移行，形成的将器官系连固定于腹、盆壁的双层腹膜结构，其内含有肠系膜上血管及其分支、淋巴管、淋巴结、神经丛和脂肪等。系膜将肠管连于腹壁，增加了肠管的活动范围，又保证了肠管的位置恒定。

系膜	作用	特点
肠系膜	将空肠和回肠 系连固定于腹 后壁	由于肠系膜根和肠缘的长度相差悬 殊，故有利于空、回肠的活动，但活 动异常时也易发生肠扭转、肠套叠
阑尾 系膜	阑尾系连于肠 系膜下方	内有阑尾的血管走行。故阑尾切除 时，应从系膜游离缘进行血管结扎

续表

系膜	作用	特点
横结肠系膜	横结肠系连于腹后壁	根部起自结肠右曲，向左跨过右肾中部、十二指肠降部、胰头等器官的前方，沿胰前缘经过左肾前方，至结肠左曲。系膜内含有中结肠血管及其分支、淋巴管、淋巴结和神经丛
乙状结肠系膜	乙状结肠固定于左下腹	根部附着于左髂窝和骨盆左后壁。系膜内含有乙状结肠血管、直肠上血管、淋巴管、淋巴结和神经丛

（三）韧带

韧带		位置	特点
肝的韧带	镰状韧带	前正中线右侧	是上腹前壁和膈下面连于肝上面的双层腹膜结构
	肝圆韧带	镰状韧带下缘	是胚胎时脐静脉闭锁后的遗迹
	冠状韧带	前层向前与镰状韧带相延续	是壁腹膜返折至肝膈面的双层腹膜结构
	左、右三角韧带	冠状韧带左右两端	由冠状韧带的左、右两端，前、后两层彼此粘合增厚形成
脾的韧带	胃脾韧带	连于胃底和胃大弯上份之间之间的双层腹膜结构	内含胃短血管和胃网膜左血管及淋巴管、淋巴结等

韧带		位置	特点
脾的韧带	脾肾韧带	脾门连至左肾前面的双层腹膜结构	内含胰尾血管、脾血管，以及淋巴结、神经
	膈脾韧带	为脾肾韧带的上部，由脾上极连至膈下	
胃的韧带	肝胃韧带	小网膜从肝门连于胃小弯的部分	内含有胃左、右血管，胃上淋巴结及至胃的神经
	胃脾韧带	连于胃底和胃大弯上份与脾门之间	
	胃结肠韧带	连于胃大弯和横结肠之间	
	胃膈韧带	胃贲门左侧和食管腹段连于膈下面	

（四）腹膜襞、腹膜隐窝和陷凹

1. 定义

（1）腹、盆壁与脏器之间或脏器与脏器之间腹膜形成的隆起称腹膜襞，其深部常有血管走行。

（2）在腹膜襞之间或腹膜襞与腹、盆壁之间形成的腹膜凹陷称腹膜隐窝，较大的隐窝称陷凹。

2. 不同部位的腹膜襞、腹膜隐窝和陷凹

腹膜襞、腹膜隐窝和陷凹			位置	特点
腹后壁的腹膜襞和隐窝	腹膜襞	十二指肠上襞	位于十二指肠升部左侧	
	隐窝	十二指肠下襞		十二指肠上隐窝开口朝下，与十二指肠下隐窝（国人出现率为75%）开口相对
		十二指肠上隐窝	十二指肠上襞深面	
		十二指肠下隐窝	十二指肠下襞深面	
		盲肠后隐窝	盲肠后方	盲肠后位阑尾常可在其内
		乙状结肠间隐窝	乙状结肠左后方，乙状结肠系膜与腹后壁之间	后壁内有左输尿管经过
		肝肾隐窝	肝右叶与右肾之间	仰卧时，肝肾隐窝是腹膜腔的最低部位
腹前壁的腹膜襞和隐窝	腹膜襞	脐正中襞	脐与膀胱尖之间	内含脐尿管闭锁后形成的脐正中韧带
		脐内侧襞	脐正中襞的两侧，左、右各一	内含脐动脉闭锁后形成的脐内侧韧带
		脐外侧襞（腹壁动脉襞）	脐内侧襞的外侧	内含腹壁下动脉和静脉

续表

腹膜襞、腹膜隐窝和陷凹		位置	特点
腹前壁的腹膜襞和隐窝	隐窝	膀胱上窝		
		腹股沟内侧窝 对应腹股沟浅环	与其相对应的腹股沟韧带的下方有一浅凹，称为股凹，是股疝的好发部位
		腹股沟外侧窝 对应腹股沟深环	

3. 腹膜陷凹

（1）男性的膀胱与直肠之间有直肠膀胱陷凹。

（2）女性膀胱与子宫之间有膀胱子宫陷凹。子宫在直肠与子宫之间形成直肠子宫陷凹，与阴道后穹之间仅隔以阴道后壁和腹膜。

（3）站立或坐位时，男性的直肠膀胱陷凹和女性的直肠子宫陷凹是腹膜腔的最低部位，故腹膜腔内的积液多聚积于此。

四、腹膜腔的分区与间隙

腹膜腔	结肠上区	肝上间隙	右肝上间隙	
			左肝上间隙	左肝下前间隙
				左肝上后间隙
		肝下间隙	右肝下间隙	
			左肝下间隙	左肝下前间隙
				左肝下后间隙
	结肠下区	左、右结肠旁沟		
		左、右肠系膜窦		

第十一章 心血管系统

> ● **重点** 心的特殊传导系统；左冠状动脉的分支及分布；腹腔干；门静脉系统。
>
> ○ **难点** 心的四腔结构；全身动、静脉的组成。
>
> ★ **考点** 腹腔干的结构；肝门静脉系统的结构。

第一节 总论

一、心血管系统的组成

1. 心 主要由心肌构成，有左心房、左心室、右心房、右心室4个腔。

2. 动脉 动脉管壁较厚，可分3层。

（1）内膜：腔面为一层内皮细胞，能减少血流阻力。

（2）中膜：含平滑肌、弹性纤维和胶原纤维，但各部分比例不同。大动脉中膜弹性纤维丰富，有较大的弹性；中、小动脉中膜平滑肌可在神经体液调节下收缩或舒张以改变管腔大小，从而影响局部血流量和血流阻力。

（3）外膜：由疏松结缔组织构成，含胶原纤维和弹性纤维，可防止血管过度扩张。

3. 毛细血管 毛细血管管壁由一层内皮细胞和基膜构成。除软骨、角膜、晶状体、毛发、牙釉质和被覆上皮外，全身遍布毛细血管网，是血液与组织液进行物质交换的场所。

4. 静脉 静脉管壁也分为内膜、中膜和外膜3层，但其界线常不明显。与相应的动脉比较，静脉管壁薄，管腔大，弹性小，容血量较大。

5. 体循环 血液由左心室泵出，经主动脉及其分支到达全身毛细血管，在此与周围的组织、细胞进行物质和气体交换，再通过各级静脉，最后经上、下腔静脉及心冠状窦返回右心房，这一循环途径称体循环（大循环）。

6. 肺循环 血液由右心室搏出，经肺动脉干及其各级分支到达肺泡毛细血管进行气体交换，再经肺静脉进入左心房，这一循环途径称肺循环（小循环）。

二、血管吻合及其功能意义

1. 动脉间吻合

（1）在经常活动或易受压部位，其邻近的多条动脉分支常互相吻合成动脉网，如关节网。

（2）在时常改变形态的器官，两动脉末端或其分支可直接吻合形成动脉弓，如掌深弓、掌浅弓。动脉间吻合有缩短循环时间和调节血流量的作用。

2. 静脉间吻合

（1）静脉间吻合比动脉丰富。

（2）除有和动脉间相似的吻合方式外，常在脏器周围或脏器壁内形成静脉丛，以保证在脏器扩大或腔壁受压时血流通畅。

3. 动静脉吻合 小动脉和小静脉之间借血管支直接相连，具有缩短循环途径，调节局部血流量和体温的作用。

4. 侧支吻合

（1）有的血管主干在行程中发出与其平行的侧副管。发自主干不同高度的侧副管彼此吻合，称侧支吻合。

（2）侧支循环：正常状态下侧副管比较细小，但当主干阻塞时，血流可经扩大的侧支吻合到达阻塞以下的血管主干，使血管受阻区的血液循环得到一定恢复。

5. 终动脉

（1）体内少数器官内的动脉与相邻动脉之间无吻合，这种动脉称终动脉，如视网膜中央动脉。终动脉的阻塞可导致供血区的组织缺血甚至坏死。

（2）如果某一动脉与邻近动脉虽有吻合，但当该动脉阻塞后，邻近动脉不足以代偿其血液供应，这种动脉称功能性终动脉。

第二节　心

一、心的位置、外形和毗邻

1. 位置及毗邻　心位于胸腔中纵隔内，约 2/3 位于正中线的左侧，1/3 位于正中线的右侧，前方对向胸骨体和第 2～6 肋软骨；后方平对第 5～8 胸椎；两侧与胸膜腔和肺相邻；上方连出入心的大血管；下方邻膈。心的长轴自右肩斜向左肋下区，与身体正中线构成 45°角。

2. 心的外形　心可分为一尖、一底、两面、三缘，表面尚有 4 条沟。

心的外形	构成	特点
心尖	由左心室构成	心尖搏动在左侧第 5 肋间隙锁骨中线内侧 1～2cm 处可扣及

心的外形		构成	特点
	心底	由左心房和小部分的右心房构成	上、下腔静脉分别从上、下注入右心房；左、右肺静脉分别从两侧注入左心房
两面	胸肋面（前面）	大部分由右心房和右心室构成，一小部由左心耳和左心室构成	上部可见起于右心室的肺动脉干行向左上方，起于左心室的升主动脉在肺动脉干后方向右上方走行
	膈面	大部分由左心室构成，一小部由右心室构成	几乎呈水平位，隔心包与膈毗邻
三缘	左缘	绝大部分由左心室构成，仅上方一小部分由左心耳参与	隔心包与左膈神经和心包膈血管以及左纵隔胸膜和肺相邻
	右缘	由右心房构成	隔心包与右膈神经和心包膈血管以及右纵隔胸膜和肺相邻
	下缘	由右心室和心尖构成	介于膈面与胸肋面之间
四条沟	冠状沟		为右上方的心房和左下方的心室的表面分界
	前室间沟		左、右心室在心前表面的分界
	后室间沟		左、右心室在心后表面的分界
	后房间沟		左、右心房在心表面的分界

二、心腔

心被分为左、右心房和左、右心室 4 个腔。

（一）右心房

右心房位于心的右上部，可分为前、后两部。前部为固有心房，后部为腔静脉窦，两者之间以界沟分界。在腔面，与界沟相对应的隆起为界嵴。界沟上 1/3 的心外膜下有窦房结。右心房的前下部为右房室口，右心房的血液由此流入右心室。

1. 固有心房　其内面有许多梳状肌，起自界嵴，止于右房室口。梳状肌之间心房壁较薄。在心耳处，肌束交错成网。

2. 腔静脉窦　内壁光滑，无肌性隆起。内有上、下腔静脉口和冠状窦口。

（1）上腔静脉口：开口于腔静脉窦的上部，在上腔静脉与右心耳交界处。

（2）下腔静脉口：开口于腔静脉窦的下部，其前缘有下腔静脉瓣。

（3）冠状窦口：位于下腔静脉口与右房室口之间，相当于房室交点的深面。

3. Koch 三角　右心房的冠状窦口前内缘、三尖瓣隔侧尖附着缘和 Todaro 腱之间的三角区。Koch 三角的前部心内膜深面为房室结。

（二）右心室

右心室位于右心房的前下方，其前壁与胸廓相邻，构成胸肋面的大部分。右心室腔被室上嵴分成后下方的右心室流入道（窦部）和前上方的流出道（漏斗部）两部分。

1. 右心室流入道　又称固有心腔，从右房室口延伸至右心室尖。

（1）肉柱：右心室腔面凸凹不平，室壁有许多纵横交错的肌性隆起，称肉柱。

（2）乳头肌：基部附着于室壁，尖端突入心室腔的锥体形肌隆起。右心室乳头肌分为3群。

①前乳头肌：1~5个，位于右心室前壁中下部，由其尖端发出腱索连于三尖瓣前、后尖。前乳头肌根部有1条肌束横过室腔至室间隔的下部，称隔缘肉柱，形成右心室流入道的下界，有防止心室过度扩张的功能。

②后乳头肌：较小，多数为2~3个，位于下壁，发出腱索多数连于三尖瓣后尖。

③隔侧乳头肌：更小且数目较多，位于室间隔右侧面中上部。

（3）三尖瓣

①右心室流入道的入口为右房室口，由三尖瓣环围绕。

②三尖瓣基底附着于该环上，瓣膜游离缘垂入室腔，被3个深陷的切迹分为3片近似三角形的瓣叶，按其位置分别称前尖、后尖和隔侧尖。与3个切迹相对处，两个相邻瓣尖之间的瓣膜连合，称为前内侧连合、后内侧连合和外侧连合。三尖瓣的游离缘和心室面借腱索连于乳头肌。

③三尖瓣环、三尖瓣、腱索和乳头肌在结构和功能上是一个整体，称三尖瓣复合体。它们共同保证血液的单向流动，其中任何一部分结构损伤，将会导致血流动力学上的改变。

2. 右心室流出道 又称动脉圆锥或漏斗部，位于右心室前上方。其上端借肺动脉口通肺动脉干，下界为室上嵴，前壁为右心室前壁，内侧壁为室间隔。

（1）内壁光滑无肉柱。

（2）肺动脉口周缘有3个彼此相连的半月形肺动脉环，环上附有3个半月形的肺动脉瓣，瓣膜游离缘朝向肺动脉干方向，其中点的增厚部分称为半月瓣小结。

（3）肺动脉窦为肺动脉瓣与肺动脉壁之间的袋状间隙。

（4）当心室收缩时，血液冲开肺动脉瓣进入肺动脉干；当心室舒张时，肺动脉窦被倒流的血液充盈，使肺动脉口关闭，阻止血液返流入右心室。

（三）左心房

左心房位于右心房的左后方，是4个心腔中最靠后的一个。前方有升主动脉和肺动脉，后方与食管相毗邻。

1. 左心耳 较右心耳狭长，壁厚，与二尖瓣邻近，左心耳内壁也因有梳状肌而凹凸不平，但梳状肌没有右心耳发达且分布不匀。

2. 左心房窦 又称固有心房，腔面光滑。其后壁两侧各有一对肺静脉开口，开口处无静脉瓣，但心房肌可围绕肺静脉延伸 1~2cm，具有括约肌样作用。左心房窦前下部借左房室口通左心室。

（四）左心室

左心室腔以二尖瓣前尖为界，分为左后方的左心室流入道和右前方的流出道两部分。

1. 左心室流入道 又称为左心室窦部。

（1）肉柱：左心室的肉柱较右心室的细小。

（2）二尖瓣

①左心室流入道的入口为左房室口，口周围的致密结缔组织环为二尖瓣环。

②二尖瓣的基底附于二尖瓣环，游离缘垂入室腔。其瓣膜被两个深陷的切迹分为前尖和后尖。前尖呈半卵圆形，位于前内侧；后尖略似长条形，位于后外侧。

③二尖瓣前、后尖借助腱索附着于乳头肌上。与两切迹相

对处，前、后尖融合，称前外侧连合和后内侧连合。

④二尖瓣环、瓣尖、腱索和乳头肌共同构成二尖瓣复合体。

（3）乳头肌

①左心室乳头肌较右心室粗大，分为前、后两组。前乳头肌 1~5 个，位于左心室前外侧壁的中部，发出 7~12 条腱索连于二尖瓣前、后尖的外侧半和前外侧连合；常为单个粗大的肌束。后乳头肌 1~5 个，位于左心室后壁的内侧部，以 6~13 条腱索连于两瓣尖的内侧半和后内侧连合。

②乳头肌的正常位置排列几乎与左心室壁平行，这一位置关系使得乳头肌对腱索产生一垂直的牵拉力，使心室收缩时二尖瓣有效的靠拢、闭合，射血时又限制瓣尖翻向心房。

2. 左心室流出道　又称主动脉前庭、主动脉圆锥或主动脉下窦，由室间隔上部和二尖瓣前尖组成。

（1）室壁光滑无肉柱，缺乏伸展性和收缩性。

（2）主动脉瓣流出道的上界为主动脉口，其周围的纤维环上附有 3 个半月形的瓣膜，称主动脉瓣。

（3）主动脉窦

①每个瓣膜相对的主动脉壁向外膨出，形成的袋状间隙称主动脉窦。

②主动脉瓣游离缘以上有冠状动脉的开口。当主动脉瓣开放时，瓣膜不贴附窦壁，进入窦内的血液形成小涡流，这样不仅有利于心室射血后主动脉瓣立即关闭，还可保证无论在心室收缩或舒张均有足够的血液流入冠状动脉。

③主动脉瓣按瓣膜的方位分为左半月瓣、右半月瓣和后半月瓣，通常将主动脉窦命名为主动脉右窦、主动脉左窦和主动脉后窦。

三、心的构造

（一）心纤维性支架

1. 又称心纤维骨骼，位于房室口、肺动脉口和主动脉口的周围，由致密结缔组织构成。

2. 心纤维性支架为心肌纤维和心瓣膜提供附着处，在心肌运动中起支持和稳定作用。

3. 心纤维性支架包括左、右纤维三角，4 个瓣纤维环（肺动脉瓣环、主动脉瓣环、二尖瓣环和三尖瓣环），圆锥韧带，室间隔膜部和瓣膜间隔等。

（1）右纤维三角

①位于二尖瓣环、三尖瓣环和主动脉后瓣环之间，向下附着于室间隔肌部，向前与室间隔膜部相延续，后面有时发出 To-daro 腱。

②房室束穿过右纤维三角的右上面，行向下，在室间隔膜部和肌部交界处离开右纤维三角。

（2）左纤维三角位于主动脉左瓣环与二尖瓣环之间，体积较小，其前方与主动脉左瓣环相连，向后方发出纤维带，与右纤维三角发出的纤维带共同形成二尖瓣环。

（3）纤维瓣环

①二尖瓣环、三尖瓣环和主动脉瓣环彼此靠近，肺动脉瓣环借圆锥韧带（又称漏斗腱）与主动脉瓣环相连。

②主动脉左、后瓣环之间的三角形致密结缔组织板，称瓣膜间隔，向下与二尖瓣前瓣相连续，同时向左延伸连接左纤维三角，向右与右纤维三角相连。

（二）心壁

1. 心内膜 被覆于心腔内面，由内皮和内皮下层构成。

内皮下层位于基膜外，其外层又称心内膜下层，为较疏松的结缔组织，含有小血管、淋巴管和神经以及心传导系的分支。

2. 心肌层 由心肌纤维和心肌间质组成，心肌间质包括心肌胶原纤维、弹性纤维、血管、淋巴管、神经纤维及一些非心肌细胞成分等，充填于心肌纤维之间。

（1）心房肌：较薄，由深浅两层组成。浅层肌横行，环绕左、右心房。深层肌呈袢状或环状，一部分环形纤维环绕心耳、腔静脉口和肺静脉口以及卵圆窝周围。当心房收缩时，这些肌纤维具有括约作用，可阻止血液逆流。

（2）心室肌：较厚，由浅、中、深3层组成。浅层肌斜行，在心尖捻转形成心涡，可移行为纵行的深层肌。中层肌环行，分别环绕左、右心室。

3. 心外膜 又称浆膜性心包的脏层，包裹在心肌表面。其表面被覆一层扁平上皮细胞构成的间皮。

（三）心间隔

1. 房间隔

（1）由两层心内膜中间夹心房肌纤维和结缔组织构成，位于右心房内侧壁的后部，分割左右心房。

（2）房间隔右侧面中下部有卵圆窝，是房间隔缺损的好发部位。

2. 室间隔 位于左、右心室之间，呈45°倾斜。

（1）肌部：占据室间隔的大部分，厚1~2cm。

（2）膜部

①位于心房与心室交界部位，其上界为主动脉右瓣和后瓣下缘，前缘和下缘为室间隔肌部，后缘为右心房壁。

②以三尖瓣隔侧尖将膜部分为后上部和前下部，后上部（房室部）位于右心房与左心室之间，前下部（室间部）位于左、右心室之间。

3. 房室隔 为房间隔和室间隔之间的过渡、重叠区域。房室隔右侧面全部属于右心房，左侧面则属左心室流入道后部和流出道前部。

四、心传导系

心肌细胞按形态和功能可分为两类：普通心肌细胞和特殊心肌细胞。

普通心肌细胞构成心房壁和心室壁的主要部分，主要功能是收缩；特殊心肌细胞主要功能是产生和传导冲动兴奋，故心传导系由特殊心肌细胞构成。

1. 窦房结

（1）窦房结是心的正常起搏点。位于上腔静脉与右心房交界处的界沟上 1/3 的心外膜下，窦房结内恒定地有窦房结动脉穿过其中央。

（2）窦房结内的细胞主要有起搏细胞和过渡细胞，还有丰富的胶原纤维，形成网状支架。

2. 结间束

（1）前结间束：由窦房结头端发出向左行，绕上腔静脉前方和右心房前壁，向左行至房间隔上缘分为两束：一束分布于左房前壁，称上房间束；一束下行经房间隔，下降至房室结的上缘。

（2）中结间束：由窦房结右上缘发出，向右、向后绕过上腔静脉，然后进入房间隔，经卵圆窝前缘，下降至房室结上缘。

（3）后结间束

①由窦房结下端发出，在界嵴内下行，然后转向下内，经下腔静脉瓣，越过冠状窦口的上方，至房室结的后缘。在行程中分出纤维至右心房壁。

②各结间束在房室结上方相互交织，并有分支与房间隔左

侧的左心房肌纤维相连，从而将冲动传至左心房。

3. 房室交界区（房室结区）　心传导系在心房与心室互相连接部位的特化心肌结构，位于房室隔内，其范围基本与房室隔右侧面的 Koch 三角一致。房室交界区由房室结、房室结的心房扩展部和房室束的近侧部 3 部分组成，各部之间无截然的分界。

（1）房室结：位于 Koch 三角的尖端，左下面邻右纤维三角，右侧有薄层心房肌及心内膜覆盖。

（2）心房扩展部：房室交界区结的后上端和右侧面有数条纤维束伸至房间隔和冠状窦口周围，形成心房扩展部。

（3）房室束的近侧部。

（4）房室交界区将来自窦房结的兴奋延搁下传至心室，使心房和心室肌依次先后顺序分开收缩，是兴奋从心房传向心室的必经之路，且为最重要的次级起搏点。许多复杂的心律失常在此区发生，具有重要的临床意义。

4. 房室束　又称 His 束，起自房室结前端，穿中心纤维体，继而行走在室间隔肌性部与中心纤维体之间，向前下行于室间隔膜部的后下缘，同时左束支的纤维陆续从主干发出分为右束支和左束支。

5. 左束支　发自房室束的分叉部，在室间隔左侧心内膜下行走，于肌性室间隔上、中 1/3 交界水平，分为前组、后组和间隔组，其分支分别从室间隔上部的前、中、后 3 处分散到整个左室内面，在游离壁互相吻合成 Purkinje 纤维网，相互间无明显界限。

6. 右束支　起于房室束分叉部的末端，从室间隔膜部下缘的中部向前下弯行，有室间隔右侧的薄层心肌覆盖，向下进入隔缘肉柱，到达右心室前乳头肌根部分支分布至右心室壁。

7. Purkinje 纤维网

（1）心内膜下 Purkinje 纤维网：左、右束支的分支在心内膜下交织形成，主要分布在室间隔中下部、心尖、乳头肌的下部和游离室壁的下部。

（2）心肌内 Purkinje 纤维网：由心内膜下 Purkinje 纤维网发出分支以直角或钝角进入心室壁内构成，最后与收缩心肌相连。

五、心的血管

心的血液供应来自左、右冠状动脉；回流的静脉血，绝大部分经冠状窦汇入右心房，一部分直接流入右心房；极少部分流入左心房和左、右心室。总冠脉血流量占心输出量的 4% ~ 5%。

（一）冠状动脉

1. 主要分支及分布

冠状动脉主要分支			冠状动脉分布
	对角支		左心室前壁
左冠状动脉	前室间支（前降支）	左室前支	左心室前壁、左心室前乳头肌和心尖部
		右室前支	右心室前壁靠近前纵沟区域
		室间隔前支	室间隔前 2/3
	旋支	左缘支	心左缘及邻近的左心室壁
		左室后支	左心室膈面的外侧部
		窦房结支	40%起于旋支的起始段止于窦房结
		心房支	左心房前壁、外侧壁和后壁
		左房旋支	左心房后壁

续表

冠状动脉主要分支		冠状动脉分布
右冠状动脉	窦房结支	60%起于旋支的起始段止于窦房结
	右缘支	附近心室壁
	后室间支	后室间沟附近的左、右室壁及室间隔后1/3
	右旋支	止于房室交点与心左缘
	右房支	右心房
	房室结支	房室结和房室束的近侧段

2. 冠状动脉的分布类型 左、右冠状动脉在心的膈面的分布范围有较大的变异。按 Schlesinger 分型原则，以后室间沟为标准，国人将冠状动脉分布类型分为三型。

右优势型(65.7%)	右冠状动脉在心室膈面的分布范围除右心室膈面外，还越过房室交点和后室间沟，分布于左室膈面的一部或全部。后室间支来自右冠状动脉
均衡型(28.7%)	左、右心室的膈面各由本侧的冠状动脉供应，互不越过房室交点。后室间支为左或右冠状动脉的末梢支，或同时来自左、右冠状动脉
左优势型(5.6%)	左冠状动脉较大，除分布于左心室膈面外，还越过房室交点和后室间沟分布于右心室膈面的一部分。后室间支和房室结动脉均发自左冠状动脉

需要注意的是，传统的冠状动脉分型原则，仅考虑了冠状

动脉分支的长度特征，忽视了最具生理意义的分支管径因素，易造成一定的误解。人的左心室壁厚，工作量大，所需氧及营养物质多，所以左冠状动脉的管径大，分支多，总容积大，是生理上的优势动脉。

3. 壁冠状动脉 冠状动脉主干及主要分支，被心肌桥掩盖，受心肌桥的保护，局部承受的应力较小，心舒张时亦可控制血管，使之不过度扩张。壁冠状动脉好发于前、后室间支。

（二）心的静脉

心的静脉可分为浅静脉和深静脉两个系统。

浅静脉起于心肌各部，在心外膜下汇合成网、干，最后大部分静脉血由冠状窦汇集入右心房。深静脉也起于心肌层，直接汇入心腔，以回流入右心房者居多。

1. 冠状窦及其属支

（1）冠状窦

①位于心膈面，左心房与左心室之间的冠状沟内，起于左心房斜静脉与心大静脉汇合处，最终注入右心房的冠状窦口，冠状窦口有半月形瓣膜。

②除起始部分的冠状窦壁较薄外，其他部分的窦壁都有左、右心房来的薄层肌束覆盖，有类似瓣膜的作用。当心房收缩时，肌束的收缩能阻止血液流入右心房；当心舒张时，可使血液流入右心房。

（2）冠状窦的主要属支

心大静脉	伴左冠状动脉前室间支上行于前室间沟，斜向左上进入冠状沟，绕心左缘至心膈面，于左房斜静脉注入处移行为冠状窦。收纳左心室前壁、右心室前壁的小部、心左缘、左心房前外侧壁、室间隔前部、左心耳及大动脉根部的静脉血

心中静脉	起于心尖部，伴右冠状动脉的后室间支上行，注入冠状窦的末端。收纳左、右心室后壁、室间隔后部、心尖部和部分心室前壁的静脉血
心小静脉	起于下缘，伴右冠状动脉向左注入冠状窦右端或心中静脉。接受锐缘及部分右心室前、后壁的静脉血

2. 心前静脉　起于右心室前壁，向上越过冠状沟直接注入右心房。

3. 心最小静脉

（1）位于心壁内，自心壁肌层的毛细血管丛起始，直接开口于心房或心室腔，无瓣膜。

（2）冠状动脉阻塞时，心最小静脉可成为心肌从心腔获得血液供应的一个途径，对心肌内层具有一定的保护作用。

（三）冠状血管的侧支循环

1. 壁内侧副血管　是心壁内特殊血管与心腔之间的交通，包括：①心最小静脉；②动脉心腔血管，冠状动脉与心腔之间直接交通的血管；③心肌窦状隙，呈不规则的网状，由小动脉分支和毛细血管分出的薄壁血管构成。心壁中的小冠状动脉可以通过心肌窦状隙与心腔相通。

2. 冠状动脉分支间的吻合　在肌性室间隔和房间隔，室间沟附近的心室壁、房室交点和左、右心房壁等处存在。

3. 冠状动脉与心外动脉的吻合　冠状动脉主要是通过升主动脉壁动脉网、肺动脉壁动脉网和心房动脉网的直接吻合，或通过心包动脉网间接与心外动脉吻合。

六、心的神经

心的神经包括交感神经、副交感神经和感觉神经。

七、心包

包裹心和出入心的大血管根部的圆锥形纤维浆膜囊,分为两层,外层为纤维心包,内层是浆膜心包。

1. 纤维心包　上方包裹出入心的升主动脉、肺动脉干、上腔静脉和肺静脉的根部,并与这些大血管的外膜相延续。下方与膈中心腱愈着。

2. 浆膜心包

(1)壁层:衬贴于纤维性心包的内面,与纤维心包紧密相贴。

(2)脏层:包于心肌的表面,称心外膜。

(3)心包腔:脏、壁两层在出入心的大血管的根部互相移行,二者之间的潜在腔隙称心包腔。

3. 心包窦　心包腔内,浆膜心包脏、壁两层返折处的间隙。

(1)心包横窦:心包腔在主动脉、肺动脉后方与上腔静脉、左心房前壁前方间的间隙。

(2)心包斜窦:为位于左心房后壁、左右肺静脉、下腔静脉与心包后壁之间的心包腔。

(3)心包前下窦:位于心包腔的前下部,心包前壁与膈之间的交角处,由心包前壁移行至下壁所形成。人体直立时,该处位置最低,心包积液常存于此窦中。

八、心的体表投影

个体差异较大,也可因体位而有变化,通常采用 4 点连线法来确定。

1. 左上点　于左侧第 2 肋软骨的下缘，距胸骨侧缘约 1.2cm 处。

2. 右上点　于右侧第 3 肋软骨上缘，距胸骨侧缘约 1cm 处。

3. 右下点　于右侧第 7 胸肋关节处。

4. 左下点　于左侧第 5 肋间隙，距前正中线 7~9cm。

左右上点连线为心的上界。左右下点连线为心的下界。右上点与右下点之间微向右凸的弧形连线为心的右界，左上点与左下点之间微向左凸的弧形连线为心的左界。

第三节　动脉

一、概述

输送血液离开心的血管均称为动脉。动脉干的分支离开主干进入器官前的一段称为器官外动脉，入器官后称为器官内动脉。

1. 器官外动脉分布的一些基本规律

①动脉配布有左右对称性。

②每一大局部（头颈、躯干和上、下肢）都有 1~2 条动脉干。

③躯干部在结构上有体壁和内脏之分，动脉亦分为壁支和脏支。

④动脉常有静脉、神经伴行，构成血管神经束。

⑤动脉在行程中，多居于身体的屈侧、深部或安全隐蔽的部位，不易受到损伤。

⑥动脉常以最短距离到达它所分布的器官。

⑦动脉分布的形式与器官的形态有关。

⑧动脉的口径有时不完全决定于它所供血器官的大小，而与该器官的功能有关。

2. 器官内动脉分布与器官的构造有关，在实质性器官可能有放射型、纵行型和集中型分布。

3. 肌内动脉常沿肌纤维束走行，其间以横支构成吻合。中空性或管状器官，其动脉呈纵行型、横行型或放射型分布。

二、肺循环的动脉

肺动脉干位于心包内，起自右心室，在主动脉前方向左后上方斜行，至主动脉弓下方分为左、右肺动脉。

1. 左肺动脉 较短，在左主支气管前方横行，分2支进入左肺上、下叶。

2. 右肺动脉 较长而粗，经升主动脉和上腔静脉后方向右横行，至右肺门处分为3支进入右肺上、中、下叶。

3. 动脉韧带 是由肺动脉干分叉处稍左侧连于主动脉弓下缘的一纤维性的条索，是胚胎时期动脉导管闭锁后的遗迹。

三、体循环的动脉

升主动脉还发出左、右冠状动脉。主动脉弓凸侧从右向左发出3大分支：头臂干、左颈总动脉和左锁骨下动脉。头臂干分为右颈总动脉和右锁骨下动脉。全身各大局部的动脉主干可以概括如下：颈总动脉→头颈；锁骨下动脉→上肢；胸主动脉→胸部；腹主动脉→腹部；髂外动脉→下肢；髂内动脉→盆部。

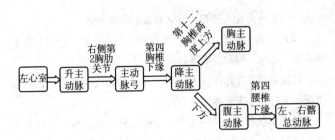

（一）颈总动脉

1. 颈外动脉 最开始位于颈内动脉前内侧，后经其前方转至外侧，上行穿腮腺至下颌颈处分为颞浅动脉和上颌动脉两个终支。主要分支有以下几条。

（1）面动脉：又称内眦动脉，分支分布于下颌下腺、面部和腭扁桃体等。面动脉在咬肌前缘绕下颌骨下缘处位置表浅，在活体可摸到动脉搏动。

（2）颞浅动脉：分支分布于腮腺和额、颞、顶部软组织。

（3）上颌动脉：经下颌颈深面入颞下窝，在翼内、外肌之间向前内走行至翼腭窝。沿途分支至外耳道、鼓室、牙及牙龈、鼻腔、腭、咀嚼肌、硬脑膜等处。其中分布于硬脑膜者称脑膜中动脉，穿棘孔入颅腔，分前、后两支，紧贴颅骨内面走行，分布于颅骨和硬脑膜。前支经过颅骨翼点内面。

2. 颈内动脉 由颈总动脉发出后，垂直上升至颅底，经颈动脉管入颅腔，分支分布于视器和脑。

（二）锁骨下动脉

左侧起于主动脉弓，右侧起自头臂干。

锁骨下动脉从胸锁关节后方斜向外至颈根部，呈弓状经胸膜顶前方，穿斜角肌间隙，至第 1 肋外缘延续为腋动脉。

1. 锁骨下动脉的主要分支

（1）椎动脉：在前斜角肌内侧起始，向上穿第 6～1 颈椎横突孔，经枕骨大孔入颅腔，分支分布于脑和脊髓。

（2）胸廓内动脉：沿第 1~6 肋软骨后面下降，分支分布于胸前壁、心包、膈和乳房等处。

其较大的终支称腹壁上动脉，穿膈进入腹直肌鞘，在腹直肌深面下行，分支营养该肌和腹膜。

（3）甲状颈干：为一短干，在椎动脉外侧起始，迅即分为甲状腺下动脉、肩胛上动脉等数支，分布于甲状腺、咽和食管、喉和气管以及肩部肌、脊髓及其被膜等处。

（4）肋颈干：走行至颈深肌和第 1、2 肋间隙后部。

2. 腋动脉　锁骨下动脉的直接延续。行于腋窝深部，至背阔肌的下缘移行为肱动脉。

其主要分支如下。

（1）胸肩峰动脉：分为数支分布于三角肌、胸大肌、胸小肌和肩关节。

（2）胸外侧动脉：分布到前锯肌、胸大肌、胸小肌和乳房。

（3）肩胛下动脉：分为胸背动脉和旋肩胛动脉。前者至背阔肌和前锯肌；后者穿三边孔至冈下窝，营养附近诸肌，并与肩胛上动脉吻合。

（4）旋肱后动脉：伴腋神经穿四边孔，绕肱骨外科颈至三角肌和肩关节等处。

（5）胸上动脉：至第 1、2 肋间隙。

（6）旋肱前动脉：至肩关节及邻近肌。

3. 肱动脉　沿肱二头肌内侧下行至肘窝，平桡骨颈高度分为桡动脉和尺动脉。

（1）肱动脉位置比较表浅，能触知其搏动，当前臂和手部出血时，可在臂中部将该动脉压向肱骨以暂时止血。

（2）肱动脉最主要的分支是肱深动脉。

①肱深动脉伴桡神经沿桡神经沟下行，分支营养肱三头肌

和肱骨，其终支参与肘关节网。

②肱动脉还发出尺侧上副动脉、尺侧下副动脉、肱骨滋养动脉和肌支营养臂肌和肱骨。

4. 桡动脉

（1）先经肱桡肌与旋前圆肌之间，继而在肱桡肌腱与桡侧腕屈肌腱之间下行，绕桡骨茎突至手背，穿第 1 掌骨间隙到手掌，其末端与尺动脉掌深支吻合构成掌深弓。

（2）桡动脉下段仅被皮肤和筋膜遮盖，是临床触摸脉搏的部位。

（3）桡动脉主要分支

①掌浅支，与尺动脉末端吻合成掌浅弓。

②拇主要动脉，分为 3 支，分布于拇指掌面两侧缘和示指桡侧缘。

5. 尺动脉　在尺侧腕屈肌与指浅屈肌之间下行，经豌豆骨桡侧至手掌，与桡动脉掌浅支吻合成掌浅弓。

尺动脉主要分支有以下几条。

（1）骨间总动脉：分为骨间前动脉和骨间后动脉，分别沿前臂骨间膜前、后面下降，沿途分支至前臂肌和尺、桡骨。

（2）掌深支：穿小鱼际至掌深部，与桡动脉末端吻合形成掌深弓。

6. 掌深弓和掌浅弓

（1）掌浅弓：由尺动脉末端与桡动脉掌浅支吻合而成。

①从掌浅弓发出 3 条指掌侧总动脉和 1 条小指尺掌侧动脉。

②指掌侧总动脉行至掌指关节附近，每条再分为 2 支指掌侧固有动脉，分别分布到第 2～5 指相对缘。

③小指尺掌侧动脉分布于小指掌面尺侧缘。

（2）掌深弓：由桡动脉末端和尺动脉的掌深支吻合而成。发出 3 条掌心动脉，行至掌指关节附近，分别注入相应的指掌侧总动脉。

（三）胸主动脉

胸主动脉是胸部的动脉主干，其分支有壁支和脏支两种。

1. 壁支 分为肋间后动脉、肋下动脉和膈上动脉，分布于胸壁、腹壁上部、背部和脊髓等处。

2. 脏支 分为支气管支、食管支和心包支，为分布于气管、支气管、食管和心包的一些细小分支。

（四）腹主动脉

腹主动脉是腹部的动脉主干，分为壁支和脏支。

1. 壁支 主要有腰动脉、膈下动脉、骶正中动脉等，分布于腹后壁、脊髓、膈下面、肾上腺和盆腔后壁等处。

2. 脏支 成对脏支有肾上腺中动脉、肾动脉、睾丸动脉（男性）或卵巢动脉（女性）；不成对脏支有腹腔干、肠系膜上动脉和肠系膜下动脉。

（1）肾动脉：约平第 1～2 腰椎的椎间盘高度起于腹主动脉，横行向外经肾门入肾。肾动脉在入肾门之前发出肾上腺下动脉至肾上腺。

（2）睾丸动脉：在肾动脉起始处稍下方由腹主动脉前壁发出，沿腰大肌前面向下走行，穿入腹股沟管，参与精索组成，分布至睾丸和附睾，故又称精索内动脉。

（3）卵巢动脉：经卵巢悬韧带下行入盆腔，分布于卵巢和输卵管壶腹。

（4）腹腔干：在主动脉裂孔稍下方起自腹主动脉前壁，迅即分为胃左动脉、肝总动脉和脾动脉。

1）胃左动脉：沿胃小弯向左上方行至胃贲门附近，向右行于小网膜两层之间，沿途分支至食管腹段、贲门和胃小弯附近的胃壁。

2）肝总动脉：在十二指肠上部的进入肝十二指肠韧带，分为肝固有动脉和胃十二指肠动脉。

①肝固有动脉：行于肝十二指肠韧带内，入肝门前分为左、右支。肝右支发出胆囊动脉分布于胆囊。分出胃右动脉沿胃小弯向左，与胃左动脉吻合，营养胃小弯附近的胃壁。

②胃十二指肠动脉：经十二指肠上部，胃幽门后方至胃的下缘又分为胃网膜右动脉和胰十二指肠上动脉。前者沿胃大弯向左，沿途分出胃支和网膜支至胃和大网膜，其终末支与胃网膜左动脉吻合；后者有前、后两支，分布到胰头和十二指肠。

3）脾动脉：沿胰上缘蜿蜒左行至脾门，入脾门前发出以下分支。

①胰支：为数条细小的分支，分布于胰体和胰尾。

②胃后动脉：1～2支，经胃膈韧带上行至胃底。

③胃短动脉：3～5条，经胃脾韧带至胃底。

④胃网膜左动脉：分布于胃大弯左侧的胃壁和胃网膜，与胃网膜右动脉相吻合。

⑤脾支：脾动脉入脾的数条分支，分布于脾。

（5）肠系膜上动脉：在腹腔干稍下方，约平第1腰椎高度起自腹主动脉前壁，经胰头与胰体交界处后方下行，越过十二指肠水平部前面进入肠系膜根，其分支如下。

①胰十二指肠下动脉：行于胰头与十二指肠之间，分前、后支与胰十二指肠上动脉前、后支吻合，分支营养胰和十二指肠。

②空肠动脉和回肠动脉：13～18支，行于肠系膜内，反复分支并吻合形成多级动脉弓，由最后一级动脉弓发出直行小支进入肠壁，分布于空肠和回肠。

③回结肠动脉：斜向右下至盲肠附近，分数支营养回肠末端、盲肠和升结肠。分支经回肠末端的后方进入阑尾系膜，称

阑尾动脉，营养阑尾。

④右结肠动脉：在回结肠动脉上方发出，向右行，分升、降支与中结肠动脉和回结肠动脉吻合，分支至升结肠。

⑤中结肠动脉：在胰下缘附近起始，进入横结肠系膜，分为左、右支，分别与左、右结肠动脉吻合，分支营养横结肠。

（6）肠系膜下动脉：约平第3腰椎高度起于腹主动脉前壁，向左下走行，分支如下。

①左结肠动脉：横行向左，至降结肠附近分升、降支，分别与中结肠动脉和乙状结肠动脉吻合，分支分布于降结肠。

②乙状结肠动脉：2~3支，斜向左下进入乙状结肠系膜内，分支营养乙状结肠。

③直肠上动脉：为肠系膜下动脉的直接延续，在乙状结肠系膜内下行，分布于直肠上部，与直肠下动脉的分支吻合。

（五）髂内动脉

髂内动脉是盆部的动脉主干。

1. 壁支

（1）闭孔动脉：沿骨盆侧壁行向前下，穿闭膜管至大腿内侧，分支至大腿内侧肌群和髋关节。

（2）臀上动脉和臀下动脉：分别经梨状肌上、下孔穿出至臀部，分支营养臀肌和髋关节等。

（3）此外，髂内动脉还发出髂腰动脉和骶外侧动脉，分布于髂腰肌、盆腔后壁以及骶管内结构。

2. 脏支

（1）脐动脉：近侧段管腔与髂内动脉起始段相连，发出2~3支膀胱上动脉，分布于膀胱中、上部。

（2）子宫动脉：①沿盆腔侧壁下行，进入子宫阔韧带底部两层腹膜之间，在子宫颈外侧约2cm处从输尿管前上方跨过，再沿子宫侧缘上升至子宫底。②分支营养子宫、阴道、输卵管和卵巢，并与卵巢动脉吻合。

（3）阴部内动脉：穿梨状肌下孔出盆腔，经坐骨小孔至坐骨肛门窝，发出肛动脉、会阴动脉、阴茎（蒂）动脉等支，分布于肛门、会阴部和外生殖器。

（4）膀胱下动脉。

（5）直肠下动脉。

（六）髂外动脉

1. 腹壁下动脉

（1）在腹股沟韧带稍上方发出，进入腹直肌鞘，分布到腹直肌，与腹壁上动脉吻合。

2. 旋髂深动脉 营养髂嵴和邻近肌。

3. 股动脉 髂外动脉的直接延续。在股三角内下行，经收肌管，出收肌腱裂孔至腘窝，移行为腘动脉。

（1）股深动脉：①旋股内侧动脉，营养大腿内侧群肌；②旋股外侧动脉，营养大腿前群肌；③穿动脉，3～4支，营养大腿后群肌、内侧群肌和股骨。

（2）腹壁浅动脉：营养腹前壁下部的皮肤和浅筋膜。

（3）旋髂浅动脉：营养髂前上棘附近的皮肤和浅筋膜。

4. 腘动脉

（1）在腘窝深部下行，分为胫前动脉和胫后动脉。

（2）腘动脉在腘窝内发出数条关节支和肌支，分布于膝关节及邻近肌，并参与膝关节网的组成。

5. 胫后动脉 自腘动脉发出，沿小腿后面下行，经内踝后方转至足底，分为足底内侧动脉和足底外侧动脉两终支。

（1）腓动脉：胫后动脉的主要分支，沿腓骨内侧下行，分支营养邻近诸肌和胫、腓骨。

（2）足底内侧动脉：沿足底内侧前行，分布于足底内侧。

（3）足底外侧动脉：沿足底外侧斜行至第5跖骨底处，转向内侧至第 1 跖骨间隙，与足背动脉的足底深支吻合，形成足底弓。足底弓发出 4 支跖足底总动脉，后者又分为 2 支趾足底固有动脉，分布于足趾。

6. 胫前动脉 自腘动脉发出，穿小腿骨间膜至小腿前面，在小腿前群肌之间下行，至踝关节前方移行为足背动脉。沿途分支至小腿前群肌，并分支参与膝关节网。

7. 足背动脉 是胫前动脉的直接延续，经拇长伸肌腱和趾长伸肌腱之间前行。在踝关节前方，内、外踝连线中点、拇长伸肌腱的外侧可触知足背动脉的搏动。

足背动脉的主要分支如下。

（1）足底深支：穿第 1 跖骨间隙至足底，与足底外侧动脉末端吻合成足底深弓。

（2）第 1 跖背动脉：沿第 1 跖骨间隙前行，分支至拇趾背面侧缘和第 2 趾背内侧缘。

（3）弓状动脉：沿跖骨底弓形向外，由弓的凸侧缘发出 3 支跖背动脉，后者向前又各分为 2 支细小的趾背动脉，分布于第 2～5 趾相对缘。

第四节　静脉

一、概述

1. 静脉是运送血液回心的血管，起始于毛细血管，止于心房。

2. 静脉的数量比动脉多，管径较粗，管腔较大。与伴行的动脉相比，静脉管壁薄而柔软，弹性也小。

3. 在结构和配布方面，静脉有下列特点。

（1）静脉瓣：半月形，游离缘向心，多成对。防止血液逆流，保证血液向心流动。

（2）体循环静脉分浅、深两类。

①浅静脉：位于皮下浅筋膜内，又称皮下静脉，不与动脉伴行，最后注入深静脉。

②深静脉：位于深筋膜深面，与动脉和神经伴行，又称伴行静脉。深静脉的名称和行程与伴行动脉相同，引流范围与伴行动脉的分布范围大体一致。

（3）静脉的吻合比较丰富。

①浅静脉在手和足等部位吻合成静脉网，深静脉在容积经常变动的脏器（如膀胱、子宫和直肠等）周围形成静脉丛。

②浅静脉之间、深静脉之间和浅、深静脉之间都存在丰富的交通支，这有利于侧支循环的建立。

（4）结构特殊的静脉。

①硬脑膜窦：位于颅内，无平滑肌，无瓣膜。

②板障静脉：位于板障内，壁薄无瓣膜，借导血管连接头皮静脉和硬脑膜窦。

4. 影响静脉血回流的因素

（1）静脉瓣顺血流开放，逆血流关闭，是保证静脉血回流的重要装置。

（2）心舒张时心室吸引心房和大静脉的血液。

（3）吸气时，胸膜腔负压加大，胸腔内大静脉内压降低，从而促进静脉血回流。

（4）脏器运动和动脉搏动有助于静脉血回流。

（5）体位改变也对静脉血回流产生影响。

二、肺循环的静脉

全身的静脉分为肺循环的静脉和体循环的静脉。

1. 肺静脉起自肺门，向内穿过纤维心包，注入左心房。

2. 每侧两条，分别为左上、左下肺静脉和右上、右下肺

静脉。左肺上、下静脉分别收集左肺上、下叶的血液，右上肺
静脉收集右肺上、中叶的血液，右下肺静脉收集右肺下叶的
血液。

三、体循环的静脉

体循环的静脉包括上腔静脉系、下腔静脉系和心静脉系。
下腔静脉系中收集腹腔内不成对器官（肝除外）静脉血液的血
管组成肝门静脉系。

（一）上腔静脉系

上腔静脉系收集头颈部、上肢和胸部（心和肺除外）等上
半身的静脉血。

1. 头颈部静脉 浅静脉包括面静脉、颞浅静脉、颈前静脉
和颈外静脉，深静脉包括颅内静脉、颈内静脉和锁骨下静
脉等。

（1）面静脉

①起自内眦静脉，在面动脉的后方下行，注入颈内静脉。
位置表浅，缺乏静脉瓣。

②"危险三角"：指鼻根至两侧口角的三角区，因面静脉
通过眼上静脉和眼下静脉与颅内的海绵窦交通，通过面深静脉
与翼静脉丛、海绵窦交通，当面部发生化脓性感染时，若处理
不当，可导致颅内感染。

（2）下颌后静脉

①由颞浅静脉和起自翼静脉丛的上颌静脉在腮腺内汇合而
成，收集面侧区和颞区的静脉血。

②下颌后静脉下行至腮腺下端处分为前、后两支，前支注
入面静脉，后支与耳后静脉和枕静脉汇合成颈外静脉。

（3）颈外静脉

①由下颌后静脉的后支、耳后静脉和枕静脉在下颌角处汇

合而成，主要收集头皮和面部的静脉血。

②沿胸锁乳突肌表面下行，在锁骨上方穿深筋膜，注入锁骨下静脉或静脉角。

（4）颈前静脉

①起自颏下方的浅静脉，沿颈前正中线两侧下行，注入颈外静脉或锁骨下静脉。

②左、右颈前静脉在胸骨柄上方常吻合成颈静脉弓。

（5）颈内静脉

①于颈静脉孔处续于乙状窦，在颈动脉鞘内沿颈内动脉和颈总动脉外侧下行，与锁骨下静脉汇合成头臂静脉。

②颈内静脉的颅内属支有乙状窦和岩下窦，收集颅骨、脑膜、脑、泪器和前庭蜗器等处的静脉血。

③颅外属支有面静脉、舌静脉、咽静脉、甲状腺上静脉和甲状腺中静脉等。

（6）锁骨下静脉

①是腋静脉的延续，与颈内静脉汇合成头臂静脉，两静脉汇合部称静脉角，是淋巴导管的注入部位。

②主要属支是腋静脉和颈外静脉。

2. 上肢静脉

（1）上肢浅静脉

①头静脉：起自手背静脉网的桡侧，注入腋静脉或锁骨下静脉。收集手和前臂桡侧浅层结构的静脉血。头静脉在肘窝处通过肘正中静脉与贵要静脉交通。

②贵要静脉：起自手背静脉网的尺侧，在肘窝处接受肘正中静脉，注入肱静脉，或伴肱静脉上行，注入腋静脉。收集手和前臂尺侧浅层结构的静脉血。

③肘正中静脉：变异较多，通常在肘窝处连接头静脉和贵要静脉。

④前臂正中静脉：起自手掌静脉丛，沿前臂前面上行，注入肘正中静脉。前臂正中静脉收集手掌侧和前臂前部浅层结构的静脉血。前臂正中静脉有时分叉，分别注入头静脉和贵要静脉，因而不存在肘正中静脉。

（2）上肢深静脉：与同名动脉伴行，且多为两条。

①两条肱静脉在大圆肌下缘处汇合成腋静脉。

②腋静脉走行于腋动脉的前内侧，续为锁骨下静脉。腋静脉收集上肢浅、深静脉的全部血液。

3. 胸部静脉

（1）头臂静脉

①由颈内静脉和锁骨下静脉在胸锁关节后方汇合而成。头臂静脉还接受椎静脉、胸廓内静脉、肋间最上静脉和甲状腺下静脉等。

②左头臂静脉在右侧第1胸肋结合处后方与右头臂静脉汇合成上腔静脉。

（2）上腔静脉

①由左、右头臂静脉汇合而成，沿升主动脉右侧下行，至右侧第2胸肋关节后方穿纤维心包，平第3胸肋关节下缘注入右心房。

②在穿纤维心包之前，有奇静脉注入。

（3）奇静脉

①在右膈脚处起自右腰升静脉，沿食管后方和胸主动脉右侧上行，向前勾绕右肺根上方，注入上腔静脉。沿途收集右侧肋间后静脉、食管静脉、支气管静脉和半奇静脉的血液。

②由于其上连上腔静脉，下借右腰升静脉连于下腔静脉，是沟通上腔静脉系和下腔静脉系的重要通道之一。

（4）半奇静脉：在左膈脚处起自左腰升静脉，沿椎体左侧上行，约达第8胸椎体高度，跨越脊柱注入奇静脉。收集左侧下部肋间后静脉、食管静脉和副半奇静脉的血液。

（5）副半奇静脉：沿胸椎体左侧下行，注入半奇静脉或奇静脉。收集左侧上部肋间后静脉的血液。

（6）脊柱静脉：椎管内外有丰富的静脉丛，按部位将其分为椎外静脉丛和椎内静脉丛。

①椎内静脉丛收集椎骨、脊膜和脊髓的静脉血。

②椎外静脉丛收集椎体和附近肌肉的静脉血。

③椎内、外静脉互相吻合，注入附近的椎静脉、肋间后静脉、腰静脉和骶外侧静脉等。

④脊柱静脉丛向上经枕骨大孔与硬脑膜窦交通，向下与盆腔静脉丛交通，因此它也是沟通上、下腔静脉系和颅内、外静脉的重要通道。

（二）下腔静脉系

1. 下肢静脉 下肢静脉瓣膜比上肢静脉多，浅静脉与深静脉之间的交通丰富。

（1）下肢浅静脉

①小隐静脉：起自足背静脉弓，经外踝后方，沿小腿后面上行，穿腘窝深筋膜注入腘静脉。小隐静脉收集足外侧部和小腿后部浅层结构的静脉血。

②大隐静脉：全身最长的静脉。起自足背静脉弓，经内踝前方，沿小腿内侧面、膝关节内后方、大腿内侧面上行，穿隐静脉裂孔注入股静脉。大隐静脉在注入股静脉之前接受股内侧浅静脉、股外侧浅静脉、阴部外静脉、腹壁浅静脉和旋髂浅静脉等5条属支。大隐静脉收集足、小腿和大腿的内侧部以及大腿前部浅层结构的静脉血。

（2）下肢深静脉：与同名动脉伴行，均为两条。

①胫前静脉和胫后静脉汇合成一条腘静脉。

②腘静脉穿收肌腱裂孔移行为股静脉。

③股静脉伴股动脉上行，经腹股沟韧带后方续为髂外静脉。接受大隐静脉和与股动脉分支伴行的静脉。

2. 腹盆部静脉

（1）髂外静脉：股静脉的直接延续，髂外静脉还接受腹壁下静脉和旋髂深静脉。

（2）髂内静脉：接受盆腔脏器的静脉血。盆腔脏器的静脉在器官壁内或表面形成丰富的静脉丛，诸如膀胱静脉丛和直肠静脉丛、前列腺静脉丛（男）、子宫静脉丛和阴道静脉丛（女）等。

（3）髂总静脉：由髂内静脉和髂外静脉汇合而成。髂总静脉接受髂腰静脉和骶外侧静脉，左髂总静脉还接受骶正中静脉。

（4）下腔静脉：由左、右髂总静脉在第4或第5腰椎体右前方汇合而成，沿腹主动脉右侧上行，经肝的腔静脉沟，穿膈的腔静脉孔进入胸腔，再穿纤维心包注入右心房。分壁支和脏支两种。壁支包括膈下静脉、腰静脉、腰升静脉。脏支包括右睾丸（卵巢）静脉、肾静脉、右肾上腺静脉和肝静脉等。

①睾丸静脉：起自睾丸和附睾的小静脉，而后成蔓状静脉丛，参与构成精索进入盆腔，汇成睾丸静脉，左侧以直角注入左肾静脉，右侧以锐角注入下腔静脉。

②卵巢静脉：起自卵巢静脉丛，在卵巢悬韧带内上行，合成卵巢静脉，注入部位同睾丸静脉。

③肾静脉：左肾静脉接受左睾丸静脉和左肾上腺静脉。左右肾静脉均注入下腔静脉。

④肾上腺静脉：左侧注入左肾静脉，右侧注入下腔静脉。

⑤肝静脉：肝小叶下静脉汇合成。肝左静脉、肝中间静脉和肝右静脉在腔静脉沟内注入下腔静脉。

（5）肝门静脉：收集腹腔内除肝脏以外不成对脏器的静脉血，盆部消化道（包括食管腹段，排除齿状线以下肛管），脾、

胰和胆囊的静脉血。特点：起始端和末端与毛细血管相连，无
瓣膜。肝门静脉多由肠系膜上静脉和脾静脉在胰颈后方汇合而
成，在肝固有动脉和胆总管的后方上行至肝门，分为两支，分
别进入肝左叶和肝右叶。进入肝脏后反复分支，最终注入肝血
窦。肝血窦的血液经肝静脉注入下腔静脉。

1）肝门静脉的属支

①肠系膜上静脉。

②脾静脉：起自脾门处，与肠系膜上静脉汇合成肝门静脉。

③肠系膜下静脉：注入脾静脉或肠系膜上静脉。

④胃左静脉：在贲门处与奇静脉和半奇静脉的属支吻合。

⑤胃右静脉：接受幽门前静脉。

⑥胆囊静脉：注入肝门静脉主干或肝门静脉右支。

⑦附脐静脉：起自脐周静脉网，沿肝圆韧带侧缘上行注入
肝门静脉。

2）肝门静脉系与上、下腔静脉系之间的交通途径

①通过食管静脉丛：形成肝门静脉系的胃左静脉与上腔静
脉系的奇静脉和半奇静脉之间的交通。

②通过直肠静脉丛：形成肝门静脉系的直肠上静脉与下腔
静脉系的直肠下静脉和肛静脉之间的交通。

③通过脐周静脉网：形成肝门静脉系的附脐静脉与上腔静
脉系的胸腹壁静脉和腹壁上静脉，或与下腔静脉系的腹壁浅静
脉和腹壁下静脉之间的交通。

④通过椎内、外静脉丛：形成腹后壁前面肝门静脉系的小
静脉与上、下腔静脉系的肋间后静脉和腰静脉之间的交通。

⑤在肝裸区、胰、十二指肠、升结肠和降结肠等处的小静
脉与上、下腔静脉系的膈下静脉、肋间后静脉、肾静脉和腰静
脉等交通。

⑥正常情况下，肝门静脉系与上、下腔静脉之间的交通

支细小，血流量少。门静脉高压时，肝门静脉系的血液经上述交通途径通过上、下腔静脉系回流，这时易形成食管静脉丛、直肠静脉丛和脐周静脉丛的曲张，甚至出血。

小结速览

总论
- 心脏的外形：一尖、一底、两面、三缘、四沟
- 四腔：左房、左室、右房、右室
- 心脏的特殊传导系统：窦房结，结间束，房室结，房室束（His束），左、右束支和浦肯野纤维网

腹腔干
- 胃左动脉
- 肝总动脉
  - 肝固有动脉
  - 胃十二指肠上动脉
- 脾动脉

肝门静脉系
- 属支：包括肠系膜上静脉、脾静脉、肠系膜下静脉、胃左静脉、胃右静脉、胆囊静脉和附脐静脉等
- 交通支
  - 食管静脉丛
  - 直肠静脉丛
  - 脐周静脉网

第十二章　淋巴系统

> ● **重点**　淋巴导管；腋窝的淋巴结；主要淋巴器官的功能。
> ○ **难点**　全身淋巴结的位置及引流范围。
> ★ **考点**　腋窝淋巴结；乳房淋巴引流。

第一节　总论

一、淋巴系统的组成和结构特点

（一）淋巴管道

1. 毛细淋巴管

（1）以膨大的盲端起始，互相吻合成毛细淋巴管网，然后汇入淋巴管。

（2）由很薄的内皮细胞构成，内皮细胞之间的间隙较大，基膜不完整，通透性较大。

2. 淋巴管

（1）由毛细淋巴管吻合而成，管壁结构与静脉相似，有很多瓣膜，具有防止淋巴液逆流的功能。淋巴管外观呈串珠状或藕节状。

（2）淋巴管分浅淋巴管和深淋巴管两类。浅、深淋巴管之间存在丰富的交通。

3. 淋巴干

（1）由淋巴结发出的淋巴管在膈下和颈根部汇合成淋巴干。

（2）共9条，包括腰干、支气管纵隔干、锁骨下干、颈干各2条和1条肠干。

4. 淋巴导管　淋巴干汇合成胸导管和右淋巴导管，分别注入左、右静脉角。

（二）淋巴组织

1. 弥散淋巴组织　主要位于消化道和呼吸道的黏膜固有层。

2. 淋巴小结　包括小肠黏膜固有层内的孤立淋巴滤泡和集合淋巴滤泡以及阑尾壁内的淋巴小结等。

（三）淋巴器官

淋巴器官包括淋巴结、胸腺、脾和扁桃体。

1. 淋巴结

（1）数目：淋巴结多成群分布，数目不恒定，青年人有淋巴结400~450个。

（2）形态：一侧隆凸，另一侧凹陷，凹陷中央处为淋巴结门。与淋巴结凸侧相连的淋巴管称输入淋巴管，出淋巴门的淋巴管称输出淋巴管。

（3）位置：淋巴结多位于关节屈侧和体腔的隐藏部位，如肘窝、腋窝、腘窝、腹股沟、脏器门和体腔大血管附近。按位置不同分为浅淋巴结和深淋巴结，浅淋巴结位于浅筋膜内，深淋巴结位于深筋膜深面。

（4）功能：滤过淋巴、产生淋巴细胞和进行免疫应答。

2. 哨位淋巴结　引流某一器官或部位的第一级淋巴结，

又称局部淋巴结。局部淋巴结肿大常反映其引流范围存在病变。

二、淋巴回流的因素及侧支循环

1. 远近相邻两对瓣膜之间的淋巴管段构成"淋巴管泵"，通过平滑肌的收缩和瓣膜的开闭，推动淋巴向心流动。

2. 淋巴管周围的动脉搏动、肌肉收缩和胸腔负压对于淋巴回流有促进作用。

3. 运动和按摩有助于改善淋巴回流功能。

4. 淋巴管之间有丰富的交通支，参与构成淋巴侧支循环。

第二节 淋巴导管

1. 胸导管——全身最大的淋巴管

（1）平第 12 胸椎下缘高度起自乳糜池，经主动脉裂孔进入胸腔，注入左静脉角。在注入左静脉角处接受左颈干、左锁骨下干和左支气管纵隔干。

（2）胸导管末端有一对瓣膜，阻止静脉血逆流入胸导管。

（3）引流下肢、盆部、腹部、左上肢、左胸部和左头颈部的全身 3/4 部位的淋巴。

2. 右淋巴导管

（1）由右颈干、右锁骨下干和右支气管纵隔干汇合而成，注入右静脉角。

（2）右淋巴导管引流右上肢、右胸部和右头颈部的全身 1/4 部位的淋巴。

（3）右淋巴导管与胸导管之间存在着交通。

第三节 淋巴结的位置和 淋巴引流范围

头颈部淋巴结的输出淋巴管下行，直接或间接地注入颈外侧下深淋巴结。

一、头颈部的淋巴管和淋巴结

淋巴结		位置	引流范围	输出淋巴管
头部淋巴结	枕淋巴结	分浅、深两群，分别位于斜方肌起点表面和头夹肌深面	枕部和项部的淋巴结	注入颈外侧上深淋巴结
	乳突淋巴	胸锁乳突肌止点的表面	颅顶部、颞区和耳郭后面的淋巴	
	腮腺淋巴结	分浅、深两群，分别位于腮腺表面和腮腺实质内	额、颅顶、颞区、耳郭、外耳道、颊部和腮腺等处的淋巴	
	下颌下淋巴结	下颌下腺的附近和下颌下腺实质内	面部和口腔器官的淋巴	
	颏下淋巴结	颏下部	舌尖、下唇中部和颏部的淋巴	

淋巴结			位置	引流范围	输出淋巴管
颈部淋巴结	颈前淋巴结	颈前浅淋巴结	沿颈前静脉排列	颈前部浅层结构的淋巴	注入颈外侧下深淋巴结
		颈前深淋巴结 喉前淋巴结	喉的前面	喉和甲状腺的淋巴	注入气管前淋巴结、气管旁淋巴结和颈外侧下深淋巴结
		甲状腺淋巴结	甲状腺峡部的前面	引流甲状腺的淋巴	输出淋巴管注入气管前淋巴结、气管旁淋巴结和颈外侧上深淋巴结
		气管前淋巴结	气管颈部的前面	喉、甲状腺和气管颈部的淋巴	注入气管旁淋巴结和颈外侧下深淋巴结
		气管旁淋巴结	气管和食管之间的侧沟内	喉、甲状腺、气管和食管的淋巴	注入颈外侧下深淋巴结

续表

淋巴结			位置	引流范围	输出淋巴管
颈部淋巴结	颈外侧浅淋巴结	颈外侧浅淋巴结	沿颈外静脉排列	颈外侧浅层结构的淋巴，并收纳枕淋巴结、乳突淋巴结和腮腺淋巴结的输出淋巴管	注入颈外侧深淋巴结
	颈外侧深淋巴结	颈外侧上深淋巴结 颈内静脉二腹肌淋巴结	面静脉、颈内静脉和二腹肌后腹之间	鼻、舌、咽、喉、甲状腺、气管、食管、枕部、项部和肩部等处的淋巴，并收纳枕、耳后、腮腺、下颌下、颏下和颈外侧浅淋巴结等的输出淋巴管	注入颈外侧下深淋巴结或颈干
		颈内静脉肩胛舌骨肌淋巴结	颈内静脉与肩胛舌骨肌中间腱交叉处		
		副神经淋巴结	沿副神经排列		
		颈外侧下深淋巴结	颈内静脉下段排列	引流颈根部、胸壁上部和乳房上部的淋巴，而且还收纳颈前淋巴结、颈外侧浅淋巴结和颈外侧上深淋巴结的输出淋巴管	左侧注入胸导管，右侧注入右淋巴导管

二、上肢淋巴管和淋巴结

上肢浅、深淋巴管分别与浅静脉和深血管伴行，直接或间接注入腋淋巴结。

淋巴结		位置	引流范围	输出淋巴管
肘淋巴结		浅群位于肱骨内上髁上方；深群位于肘窝深血管周围	手尺侧半和前臂尺侧半的淋巴	注入腋淋巴结
锁骨下淋巴结		三角肌与胸大肌间沟内，沿头静脉排列	收纳沿头静脉上行的浅淋巴管	注入腋淋巴结，少数注入锁骨上淋巴结
腋淋巴结	胸肌淋巴结	胸小肌下缘处，沿胸外侧血管排列	腹前外侧壁、胸外侧壁以及乳房外侧部和中央部的淋巴	注入中央淋巴结和尖淋巴结
	外侧淋巴结	沿腋静脉排列	收纳除注入锁骨下淋巴结以外的上肢浅、深淋巴管	注入中央淋巴结、尖淋巴结和锁骨上淋巴结
	肩胛下淋巴结	沿肩胛下血管排列	颈后部和背部的淋巴	注入中央淋巴结和尖淋巴结
	中央淋巴结	位于腋窝中央的疏松结缔组织中	收纳上述3群淋巴结的输出淋巴管	注入尖淋巴结
	尖淋巴结	沿腋静脉近侧段排列	乳腺上部的淋巴，并收纳上述4群淋巴结和锁骨下淋巴结的输出淋巴管	左侧注入胸导管，右侧注入右淋巴导管。少数输出淋巴管注入锁骨上淋巴结

三、胸部淋巴管和淋巴结

胸后壁和胸前壁大部分浅淋巴管注入腋淋巴结，胸前壁上部的浅淋巴管注入颈外侧下深淋巴结，胸壁深淋巴管注入胸壁淋巴结。

	淋巴结	位置	引流范围	输出淋巴管
胸壁淋巴结	胸骨旁淋巴结	沿胸廓内血管排列	胸腹前壁和乳房内侧部的淋巴，并收纳膈上淋巴结的输出淋巴管	参与合成支气管纵隔干
	肋间淋巴结	沿肋间后血管排列	胸后壁的淋巴	注入胸导管
	膈上淋巴结	膈的胸腔面	分前、外侧、后3群，引流膈、壁胸膜、心包和肝上面的淋巴	注入胸骨旁淋巴结和纵隔前、后淋巴结
胸腔器官淋巴结	纵隔前淋巴结	上纵隔前部和前纵隔内，大血管和心包的前面	胸腺、心、心包和纵隔胸膜的淋巴，并收纳膈上淋巴结外侧群的输出淋巴管	参与合成支气管纵隔干
	纵隔后淋巴结	上纵隔后部和后纵隔内，沿胸主动脉和食管排列	心包、食管和膈的淋巴，并收纳膈上淋巴结外侧群、后群的输出淋巴管	注入胸导管

续表

淋巴结			位置	引流范围	输出淋巴管
胸腔器官淋巴结	气管、支气管和肺的淋巴结	肺淋巴结	肺叶支气管和肺段支气管分支夹角处	收纳肺内淋巴	注入支气管肺淋巴结
		支气管肺淋巴结	肺门处	收纳肺、食管等处的淋巴	注入气管支气管淋巴结
		气管支气管淋巴结	分为上、下两群，分别位于气管杈的上、下方		注入气管旁淋巴结
		气管旁淋巴结	沿气管两侧排列		气管旁淋巴结、纵隔前淋巴结和胸骨旁淋巴结的输出淋巴管汇合成支气管纵隔干。左、右支气管纵隔干分别注入胸导管和右淋巴导管

四、下肢淋巴管和淋巴结

下肢浅、深淋巴管分别与浅静脉和深血管伴行，直接或间接注入腹股沟淋巴结。臀部的深淋巴管注入髂内淋巴结。

淋巴结		位置	引流范围	输出淋巴管
腘淋巴结		分浅、深两群，分别沿小隐静脉末端和腘血管排列	足外侧缘和小腿后外侧部的浅淋巴管，以及足和小腿的深淋巴管	注入腹股沟深淋巴结
腹股沟淋巴结	腹股沟浅淋巴结 上群	与腹股沟韧带平行排列	腹前外侧壁下部、臀部、会阴和子宫底的淋巴	注入腹股沟深淋巴结或髂外淋巴结
	腹股沟浅淋巴结 下群	沿大隐静脉末端分布	收纳除足外侧缘和小腿后外侧部外的下肢浅淋巴管	
	腹股沟深淋巴结	位于股静脉周围和股管内	大腿深部结构和会阴的淋巴，并收纳腘淋巴结深群和腹股沟浅淋巴结的输出淋巴管	注入髂外淋巴结

五、盆部淋巴管和淋巴结

淋巴结	位置	引流范围	输出淋巴管
骶淋巴结	沿骶正中血管和骶外侧血管排列	盆后壁、直肠、前列腺或子宫等处的淋巴	注入髂内淋巴结或髂总淋巴结

续表

淋巴结	位置	引流范围	输出淋巴管
髂内淋巴结	沿髂内动静脉排列	大部分盆壁、盆腔脏器、会阴深部、臀部和大腿后部深层结构的淋巴	注入髂总淋巴结
髂外淋巴结	沿髂外血管排列	腹前壁下部、膀胱、前列腺（男）或子宫颈和阴道上部（女）的淋巴，并收纳腹股沟浅、深淋巴结的输出淋巴管	
髂总淋巴结	沿髂总血管排列	收纳上述 3 群淋巴结的输出淋巴管	注入腰淋巴结

六、腹部淋巴管和淋巴结

1. 腹壁淋巴结

（1）脐平面以上腹前外侧壁的浅、深淋巴管分别注入腋淋巴结和胸骨旁淋巴结。

（2）脐平面以下腹壁的浅淋巴管注入腹股沟浅淋巴结，深淋巴管注入腹股沟深淋巴结、髂外淋巴结和腰淋巴结。

（3）腰淋巴结位于腹后壁，沿腹主动脉和下腔静脉分布，引流腹后壁深层结构和腹腔成对器官的淋巴，并收纳髂总淋巴结的输出淋巴管，其输出淋巴管汇合成左、右腰干。

2. 腹腔器官的淋巴结 成对器官的淋巴管注入腰淋巴结，不成对器官的淋巴管注入沿腹腔干、肠系膜上动脉和肠系膜下动脉及其分支排列的淋巴结。

淋巴结		引流范围	输出淋巴管
腹壁淋巴结			脐平面以上腹前外侧壁的浅、深淋巴管分别注入腋淋巴结和胸骨旁淋巴结。脐平面以下腹壁的浅淋巴管注入腹股沟浅淋巴结，深淋巴管注入腹股沟深淋巴结、髂外淋巴结和腰淋巴结
腹腔器官的淋巴结	沿腹腔干及其分支排列的淋巴结	①胃左、右淋巴结；②胃网膜左、右淋巴结；③幽门上、下淋巴结；④肝淋巴结；⑤胰淋巴结；⑥脾淋巴结	引流相应动脉分布范围的淋巴	注入位于腹腔干周围的腹腔淋巴结
	沿肠系膜上动脉及其分支排列的淋巴结	肠系膜淋巴结、回结肠淋巴结、右结肠淋巴结、中结肠淋巴结	引流相应动脉分布范围的淋巴	注入位于肠系膜上动脉根部周围的肠系膜上淋巴结
	沿肠系膜下动脉分布的淋巴结	左结肠淋巴结、乙状结肠淋巴结、直肠上淋巴结	引流相应动脉分布范围的淋巴	注入肠系膜下动脉根部周围的肠系膜下淋巴结

　　腹腔淋巴结、肠系膜上淋巴结和肠系膜下淋巴结的输出淋巴管汇合成肠干。

第四节　部分器官的淋巴引流

1. 肺

（1）肺浅淋巴管位于胸膜脏层深面，肺深淋巴管位于肺小叶间结缔组织内，肺血管和支气管的周围。

（2）肺的淋巴通过淋巴管由四大淋巴结引流，分别是：①肺淋巴结；②支气管肺淋巴结；③气管支气管淋巴结；④气管旁淋巴结。

（3）肺下叶下部的淋巴注入肺韧带处的淋巴结，其输出淋巴管注入胸导管或腰淋巴结。

2. 食管

（1）食管颈部的淋巴注入气管旁淋巴结和颈外侧下深淋巴结。

（2）食管胸部的淋巴注入：①纵隔后淋巴结；②（胸部上段的淋巴注入）气管旁淋巴结；③气管支气管淋巴结；④（胸部下段的淋巴注入）胃左淋巴结。

（3）食管腹部的淋巴管注入胃左淋巴结。

（4）另有部分淋巴管注入胸导管。

3. 肝

（1）浅淋巴管：经镰状韧带和冠状韧带内的浅淋巴管注入膈上淋巴结和肝淋巴结，部分淋巴管注入腹腔淋巴结和胃左淋巴结。冠状韧带内的部分淋巴管注入胸导管。肝脏面浅淋巴管注入肝淋巴结。

（2）深淋巴管：位于门管区和肝静脉的周围，沿静脉出肝，注入肝淋巴结、腹腔淋巴结和膈上淋巴结。

4. 子宫

（1）子宫底和子宫体上部的淋巴管沿卵巢血管上行，注入腰淋巴结；沿子宫圆韧带穿腹股沟管，注入腹股沟浅淋巴结。

（2）子宫体下部和子宫颈的淋巴管沿子宫血管行向两侧，注入髂内、外淋巴结；经子宫主韧带注入闭孔淋巴结；沿骶子宫韧带注入骶淋巴结。

5. 乳房

（1）乳房的淋巴引流方向有 3 个：①乳房外侧部和中央部的淋巴管注入胸肌淋巴结；②上部的淋巴管注入尖淋巴结和锁骨上淋巴结；③内侧部的淋巴管注入胸骨旁淋巴结。

（2）乳房内侧部的浅淋巴管与对侧乳房淋巴管交通，内下部的淋巴管通过腹壁和膈下的淋巴管与肝的淋巴管交通。

6. 胃

①胃底右侧部、贲门部和胃体小弯侧的淋巴注入胃上淋巴结；②幽门部小弯侧的淋巴注入幽门上淋巴结；③胃底左侧部、胃体大弯侧左侧部的淋巴注入胃网膜左淋巴结、胰淋巴结和脾淋巴结；④胃体大弯侧右侧部和幽门部大弯侧的淋巴注入胃网膜右淋巴结和幽门下淋巴结。各淋巴引流范围的淋巴管之间存在丰富的交通。

第五节　胸腺

胸腺是中枢淋巴器官，功能是培育、选择和向周围淋巴器官（淋巴结、脾和扁桃体）和淋巴小结输送 T 淋巴细胞。胸腺还有内分泌功能。

第六节　脾

1. 位置　脾位于左季肋部，第 9～11 肋的深面，正常时在左肋弓下触不到脾。脾的位置可随呼吸和体位不同而变化，站立比平卧时低。

2. 形态　脾呈暗红色，质软而脆。

（1）脾分为膈、脏两面，前、后两端和上、下两缘。

①脏面凹陷，中央处有脾门，是血管、神经和淋巴管出入之处。

②上缘较锐，前部有 2~3 个脾切迹。

（2）副脾：出现率为 10%，存在于胃脾韧带和大网膜中。副脾的位置、大小和数目不定。

3. 固定装置　脾由胃脾韧带、脾肾韧带、膈脾韧带和脾结肠韧带支持固定。

4. 功能　脾是人体最大的淋巴器官，具有储血、造血、清除衰老红细胞和进行免疫应答的功能。

小结速览

腋窝淋巴
- 胸肌淋巴结：收纳腹前外侧壁、胸外侧壁以及乳房外侧部和中央部的淋巴
- 外侧淋巴结：收纳除注入锁骨下淋巴结以外的上肢浅、深淋巴管
- 肩胛下淋巴结：收纳颈后部和背部的淋巴
- 中央淋巴结：收纳上述 3 群淋巴结的输出淋巴管
- 尖淋巴结：乳腺上部的淋巴，并收纳上述 4 群淋巴结和锁骨下淋巴结的输出淋巴管

淋巴导管
- 胸导管起自乳糜池，注入左静脉角，引流全身 3/4 部位的淋巴
- 右淋巴导管
  - ①由右颈干、右锁骨下干和右支气管纵隔干汇合而成，注入右静脉角
  - ②引流全身 1/4 部位的淋巴

乳房淋巴引流方向
- 外侧部和中央部的淋巴管注入胸肌淋巴结
- 上部的淋巴管往入尖淋巴结和锁骨上淋巴结
- 内侧部的淋巴管注入胸骨旁淋巴结

第十三章　感觉器

● **重点**　感受器的功能
○ **难点**　感受器的含义和分类
★ **考点**　感受器的分布

1. 感觉器是机体感受环境刺激的装置，是感受器及其附属结构的总称。

2. 感受器与感觉器两词有时通用，但其含义并不等同。

（1）感受器主要指感受内、外环境刺激而产生兴奋的结构，广泛分布于人体各部。有的结构非常简单，仅是感觉神经的游离末梢，如痛觉感受器；有的结构则较复杂，由一些组织结构共同形成的各种被囊神经末梢，如触觉小体、环层小体等。

（2）感觉器的结构比感受器复杂，不仅感受装置更为完善，还具有复杂的附属结构，如视器是由眼球（感受器）和眼副器构成，听器由声音感受器和耳的传音结构组成。视器、听器等属特殊感觉器。

3. 感受器的功能　接受相应刺激后，将其转变为神经冲动，由感觉神经和中枢神经系统的传导通路传到大脑皮质，产生相应的感觉；再由高级中枢发出神经冲动经运动神经传至效应器，对刺激做出反应。

4. 在正常状况下，感受器只对某一特异的刺激敏感，如视网膜的特异刺激是一定波长的光；耳蜗的特异刺激是一定频率的声波等。

5. 感受器分类

（1）一般根据感受器所在的部位、接受刺激的来源可分为3类。

感受器	分布	感受的刺激
外感受器	皮肤、黏膜、视器和听器等处	感受来自外界环境的刺激，如痛、温、触、压、光波和声波等物理刺激和化学刺激
内感受器	内脏器官和心血管等处	接受物理刺激和化学刺激，如渗透压、压力、温度及离子和化合物浓度等的刺激
本体感受器	肌、肌腱、关节和内耳的位觉器等处	接受机体运动和平衡变化时所产生的刺激

（2）根据其特化程度分为以下两类。

①一般感受器：分布在全身各部，如分布在皮肤的痛觉、温觉、触觉、压觉感受器；分布在肌、肌腱、关节、内脏及心血管的感受器。

②特殊感受器：分布在头部，包括视觉、听觉、嗅觉、味觉和平衡觉的感受器。

第十四章 视器

● **重点** 眼球壁的结构；眼的屈光系统；眼外肌的功能和神经支配。

○ **难点** 眼的血管和神经。

★ **考点** 视网膜的结构；眼的屈光系统；眼外肌的功能和神经支配。

1. 视器由眼球和眼副器共同构成。

2. 眼球的功能是接受光波的刺激，将感受的光波刺激转变为神经冲动，经视觉传导通路至大脑视觉中枢，产生视觉。

3. 眼副器位于眼球的周围或附近，包括眼睑、结膜、泪器、眼球外肌和眶筋膜等，对眼球起支持、保护和运动的作用。

第一节 眼球

一、概述

1. 眼平视前方时，眼球前面正中点为前极，后面正中点为后极。前、后极的连线称眼轴。

2. 光线经瞳孔中央至视网膜黄斑中央凹的连线为视轴。眼轴与视轴呈锐角交叉。

二、眼球壁

眼球壁从外向内依次分为眼球纤维膜、血管膜和视网膜三层。

（一）眼球纤维膜

由强韧的纤维结缔组织构成，具有支持和保护作用。

眼球纤维膜	所占比例	外观	作用	特点
角膜	眼球纤维膜的前1/6	无色透明	具有屈光作用	无血管，但富有感觉神经末梢，其营养物质有3个来源：角膜周围的毛细血管、泪液和房水
巩膜	眼球纤维膜的后5/6	乳白色不透明的纤维膜，厚而坚韧	保护眼球内容物，维持眼球形态	巩膜沟是巩膜与角膜交界处外面稍内陷的部分巩膜静脉窦在靠近角膜缘处的巩膜实质内，是房水流出的通道

（二）眼球血管膜

富有血管和色素细胞，具有营养眼球内组织及遮光作用。由前向后分为虹膜、睫状体和脉络膜3部分。

1. 虹膜

（1）瞳孔位于虹膜中央。

（2）角膜与晶状体之间的间隙为眼房，虹膜将其分为较大的前房和较小的后房，两者借瞳孔相互交通。

（3）虹膜角膜角又称前房角，为眼前房周边虹膜与角膜交界处的环形区域。

（4）瞳孔括约肌：虹膜基质内环绕瞳孔周缘呈环行排列的平滑肌，由副交感神经支配，可缩小瞳孔。

（5）瞳孔开大肌：瞳孔周围呈放射状排列的平滑肌，由交感神经支配，可开大瞳孔。

（6）在弱光下或视远物时，瞳孔开大；在强光下或看近物时，瞳孔缩小。

2. 睫状体

（1）位置：位于巩膜与角膜移行部的内面，较为肥厚。

（2）功能：调节晶状体的曲度，产生房水。

（3）睫状肌：睫状体内的平滑肌，由副交感神经支配。

3. 脉络膜

（1）富有血管，占血管膜的后 2/3。

（2）外面与巩膜疏松相连，内面紧贴视网膜的色素层，后方有视神经穿过。

（3）作用：供应眼球内组织的营养，吸收眼内分散光线。

（三）视网膜

1. 结构

（1）视网膜在血管膜内面，可分为两层。外层为色素上皮层；内层为神经层；两层之间有一潜在的间隙。视网膜脱离是指视网膜的神经层与色素上皮层分离。

（2）视网膜自后向前可分为 3 部分：①视网膜脉络膜部；②视网膜睫状体部；③视网膜虹膜部。

（3）视网膜视部：即视网膜脉络膜部，为视器接受光波刺激并将其转变为神经冲动的部分。

（4）视网膜盲部：即视网膜睫状体部和虹膜部，无感光作用。

（5）视神经乳头：又称视神经盘，位于视神经起始处，边缘隆起，中央有视神经和视网膜中央动、静脉穿过，无感光细胞，称生理性盲点。

（6）黄斑是视神经盘的颞侧稍偏下方约 3.5mm 处，由密集的视锥细胞构成的一黄色小区，其中央凹陷称中央凹。此区无血管，是感光最敏锐处。

2. 神经细胞和视神经　视网膜视部的神经层主要由3层神经细胞组成。

（1）外层：为视锥和视杆细胞，是感光细胞。视锥细胞主要分布在视网膜中央部，能感受强光和颜色，在白天或明亮处视物时起主要作用；视杆细胞主要分布于视网膜周边部，只能感受弱光，在夜间或暗处视物时起主要作用。

（2）中层：为双极细胞，将来自感光细胞的神经冲动传导至内层的节细胞。

（3）内层：为节细胞，其轴突向视神经盘处汇集，穿过脉络膜和巩膜后构成视神经。

三、眼球的内容物

眼球的内容物包括房水、晶状体和玻璃体，这些结构透明而无血管，具有屈光作用，它们与角膜合称为眼的屈光装置。

内容物	形状	位置	功能	损伤后表现
房水	无色透明的液体	位于眼房内	为角膜和晶状体提供营养并维持正常的眼内压	房水代谢紊乱，房水增加致眼内压增高，称继发性青光眼
晶状体	无色透明、富有弹性、不含血管和神经	虹膜和玻璃体之间	屈光系统的主要装置	老视：随着年龄增长，晶状体核变大变硬、弹性减退，睫状肌逐渐萎缩，晶状体调节能力减弱。近视：因眼轴较长或屈光装置的屈光率过强，使物像落在视网膜前。远

续表

内容物	形状	位置	功能	损伤后表现
				视：因眼轴较短或屈光装置屈光率过弱，使物像落在视网膜后。白内障：晶状体因疾病或创伤而变浑浊
玻璃体	无色透明的胶状物质	填充于晶状体与视网膜之间	支撑视网膜	玻璃体浑浊，可影响视力

第二节 眼副器

眼副器包括眼睑、结膜、泪器、眼球外肌、眶脂体和眶筋膜等结构，有保护、运动和支持眼球的作用。

一、眼睑

1. 分上睑和下睑，是保护眼球的屏障。上、下睑之间的裂隙称睑裂。

2. 睑裂两侧上、下睑结合处分别称为内眦和外眦。

3. 睫毛位于睑缘的前缘，可防止灰尘进入眼内，亦可减弱强光对眼的照射。

4. 由浅至深分为5层，依次为皮肤、皮下组织、肌层、睑板和睑结膜。

①睑板为一半月形致密结缔组织板，上、下各一。

②睑板内有许多睑板腺，分泌油脂样液体，有润滑睑缘和防止泪液外溢作用。

③睫毛毛囊或睫毛腺的急性炎症，称麦粒肿；睑板腺导管阻塞，形成睑板腺囊肿，亦称霰粒肿。

二、结膜

覆盖在眼球的前面和眼睑的内面，光滑透明，富含血管。按所在部位可分3部。

1. 睑结膜 衬覆于上、下睑内面的部分，与睑板结合紧密。

2. 球结膜 覆盖在眼球的前面，在近角膜缘处移行为角膜上皮，该处与巩膜结合紧密。

3. 结膜穹隆 睑结膜与球结膜互相移行处。当上、下睑闭合时，整个结膜形成囊状腔隙称结膜囊。

三、泪器

1. 泪腺

（1）位于眶上壁前外侧部的泪腺窝内，分泌的泪液借眨眼活动涂抹于眼球表面，有防止角膜干燥和冲洗微尘的作用，此外因含溶菌酶，具有灭菌作用。

（2）多余的泪液流向内眦处的泪小管入泪囊。

2. 泪道

（1）泪点：在上、下睑缘近内侧端处各有一小隆起称泪乳头，其顶部有一小孔称泪点。

（2）泪小管：连接泪点与泪囊的小管，分上泪小管和下泪小管。它们分别垂直向上、下行，继而几乎成直角转向内侧汇合一起，开口于泪囊上部。

（3）泪囊

①位于眶内侧壁前下部的泪囊窝中。

②上端为盲端，下部移行为鼻泪管。

③泪囊的前面有睑内侧韧带和眼轮匝肌泪囊部的纤维横过。眼轮匝肌收缩时牵引睑内侧韧带可扩大泪囊，使囊内产生负压，促使泪液流入泪囊。

（4）鼻泪管：鼻泪管的上部包埋在骨性鼻泪管中，与骨膜紧密相结合；下部在鼻腔外侧壁黏膜的深面，开口于下鼻道外侧壁的前部。

四、眼球外肌

1. 眼球外肌包括运动眼球的 4 块直肌、2 块斜肌和上睑提肌。

名称	位置	作用	神经支配
上睑提肌	上直肌上方	上提上睑，开大眼裂	动眼神经
上直肌	眼球的上方	瞳孔转向上内方	动眼神经
下直肌	眼球下方	瞳孔转向下内方	动眼神经
内直肌	眼球的内侧	瞳孔转向内侧	动眼神经
外直肌	眼球外侧	瞳孔转向外侧	展神经
上斜肌	上直肌与内直肌之间	瞳孔转向下外方	滑车神经
下斜肌	眶下壁与下直肌之间	瞳孔转向上外方	动眼神经

2. 眼球的正常运动，并非单一肌肉的收缩，而是两眼数条肌协同作用的结果。

（1）俯视时，两眼的下直肌和上斜肌同时收缩。

（2）仰视时，两眼上直肌和下斜肌同时收缩。

（3）侧视时，一侧眼的外直肌和另一侧眼的内直肌共同收缩。

（4）聚视中线时，两眼内直肌共同收缩。

五、眶脂体与眶筋膜

1. 眶脂体 是填充于眼球、眼球外肌与眶骨膜之间的脂肪组织团块。功能是固定眶内各种软组织，对眼球、视神经、血管和泪器起保护作用，减少外来震动对眼球的影响，允许眼球做多轴运动，使眼球运动自如。

2. 眶筋膜 包括眶骨膜、眼球筋膜鞘、眼肌筋膜和眶隔。

（1）眶骨膜：衬于眶壁的内面，在面前部与周围骨膜相骨膜相续连。

（2）眼球筋膜鞘：是眶脂体与眼球之间的纤维膜，包绕眼球大部，向前与巩膜融合，向后与视神经硬膜鞘结合。眼球筋膜鞘内面与眼球之间的间隙称为巩膜外隙，内有松软的结缔组织，使眼球在鞘内较灵活地活动。

（3）眼肌筋膜：呈鞘状包绕各眼球外肌。

（4）眶隔：为上睑板上缘和下睑板下缘的薄层结缔组织，分别连于眶上缘和眶下缘，与眶骨膜延续。

第三节　眼的血管和神经

一、眼的动脉

1. 眼动脉是眼球和眶内结构的主要血液供应来源。

2. 眼动脉起自颈内动脉，在视神经下方经视神经管入眶，至眶内侧，向前行于上斜肌和内直肌之间，终支出眶，终于滑车上动脉。

3. 行程中眼动脉发出分支供应眼球、眼球外肌、泪腺和眼睑。

分支	走行	分布范围	特点
视网膜中央动脉	自眼动脉发出，在视神经盘处先分为上、下2支，再分成视网膜鼻侧上、下和视网膜颞侧上、下4支小动脉	分布至视网膜鼻侧上、鼻侧下、颞侧上和颞侧下4个扇形区	是供应视网膜内层的唯一动脉
睫后短动脉	在视神经周围垂直穿入巩膜	分布于脉络膜	
睫后长动脉	有2支，在视神经内、外侧穿入巩膜，在巩膜与脉络膜之间前行直达睫状体		①回归动脉支，进入脉络膜与睫后短动脉相连 ②睫状肌分支，至睫状肌 ③虹膜动脉大环支，与睫前动脉相连
睫前动脉	在眼球前部穿入巩膜，在巩膜静脉窦的后面穿入睫状肌	营养巩膜前部、虹膜和睫状体	睫前动脉在进入巩膜前，分出小支至球结膜

二、眼的静脉

1. 视网膜中央静脉　与同名动脉伴行，收纳视网膜的血液回流。

2. 涡静脉

（1）多数为4条，分散在眼球赤道后方4条直肌之间。不与动脉伴行，在眼球赤道附近穿出巩膜。2条上涡静脉汇入眼上静脉，2条下涡静脉汇入眼下静脉。

（2）收集虹膜、睫状体和脉络膜的血液回流。

3. 睫前静脉　收集眼球前部虹膜等处的血液回流。汇入眼上、下静脉。

4. 眼上静脉　起自眶内上角，向后经眶上裂注入海绵窦。

5. 眼下静脉

（1）起自眶下壁和内侧壁的静脉网，向后分为2支，一支注入眼上静脉，另一支经眶下裂汇入翼静脉丛。

（2）眼静脉无瓣膜，在内眦处与面静脉有吻合，向后面注入海绵窦，面部感染可经眼静脉侵入海绵窦引起颅内感染。

三、眼的神经

1. 视神经　起于眼球后极内侧，穿经视神经管入颅中窝。

2. 动眼神经　支配上睑提肌、上直肌、内直肌、下直肌和下斜肌；动眼神经内的副交感神经纤维支配眼球内肌的瞳孔括约肌和睫状肌；交感神经支配瞳孔开大肌。

3. 滑车神经　支配上斜肌。

4. 展神经　支配外直肌。

5. 三叉神经的眼支　为感觉神经。

6. 面神经内的副交感神经纤维　支配泪腺的分泌。

小结速览

视网膜
- 视网膜视部
  (脉络膜部)
  - 色素上皮层
  - 神经层：光线——感光细胞（视杆细胞和视锥细胞）——双极细胞——神经节细胞——视神经，产生视觉
- 视网膜盲部
  (虹膜部和睫状体部的统称)
  - 视神经盘（视神经乳头）——中央凹陷无感光细胞——生理性盲点
  - 黄斑中央凹——视网膜感光最敏锐的部位

眼的屈光系统：角膜、房水、晶状体、玻璃体

眼外肌的功能及神经支配

第十五章 前庭蜗器

● **重点** 鼓室的壁。
○ **难点** 内耳的血管、神经及淋巴。
★ **考点** 鼓室的6壁；内耳膜迷路；声音传导。

前庭蜗器又称耳，包括前庭器和听器。按部位可分为外耳、中耳和内耳。

（1）外耳和中耳是声波的收集和传导装置。

（2）内耳有听感受器和位觉感受器；听器是感受声波刺激的感受器，位觉器是感受头部位置变动、重力变化和运动速度刺激的感受器。

第一节 外耳

外耳包括耳郭、外耳道和鼓膜3部分。

一、耳郭

1. 耳垂 位于耳郭下1/3，内无软骨，仅含结缔组织和脂肪，有丰富的神经血管。

2. 耳轮 耳郭前外面卷曲的周缘。

二、外耳道

1. 是从外耳门至鼓膜的管道，外1/3为软骨部，与耳郭的软骨相延续；内侧2/3为骨性部，约呈"S"状弯曲。

2. 外耳道表面覆盖一薄层皮肤，内含有丰富的感觉神经末梢、毛囊、皮脂腺及耵聍腺。耵聍腺分泌耵聍。

第二节　中耳

中耳为含气的不规则的小腔隙，由鼓室、咽鼓管、乳突窦和乳突小房组成，大部分位于颞骨岩部内。

（一）鼓室的壁

1. 外侧壁　又名鼓膜壁，由鼓膜构成。

2. 上壁　又称盖壁，由颞骨岩部前外侧面的鼓室盖构成，分隔鼓室与颅中窝。

3. 下壁　又称颈静脉壁，为一薄层骨板，分隔鼓室与颈静脉窝内的颈静脉球。

4. 前壁　又称颈动脉壁，即颈动脉管的后壁，此壁甚薄，借骨板分隔鼓室与颈内动脉。此壁上部有两个小管，上方的是鼓膜张肌半管；下方为咽鼓管半管。

5. 内侧壁　又称迷路壁。

（1）岬是内侧壁中部的圆形隆起，由耳蜗第一圈的隆凸形成。

（2）前庭窗又称卵圆窗，是岬后上方的卵圆形小孔，通向前庭。在活体由镫骨底及其周缘的韧带将前庭窗封闭。

（3）蜗窗又称圆窗，是岬后下方的圆形小孔，在活体由第二鼓膜封闭。

（4）前庭窗的后上方有弓形隆起，称面神经管凸，内藏面神经。面神经管壁骨质甚薄，中耳炎或手术时易伤及面神经。

6. 后壁

（1）又称乳突壁，上部有乳突窦入口，鼓室借乳突窦向后通乳突小房。

（2）乳突窦入口下方的骨性突起称锥隆起，内藏镫骨肌。

（二）鼓室内的结构

1. 听小骨

（1）锤骨：形如鼓槌，有头、柄、外侧突和前突。锤骨头与砧骨体形成砧锤关节，柄附于鼓膜的脐区，前突有韧带连于鼓室前壁，外侧突为鼓膜紧张部与松弛部分界标志。

（2）砧骨：形如砧，有体和长、短二脚。体与锤骨头形成砧锤关节，长脚与镫骨头形成砧镫关节，短脚以韧带连于鼓室后壁。

（3）镫骨：形似马镫，可分为头、颈、前后两脚和一底。底借韧带连于前庭窗的周边，封闭前庭窗。

2. 听小骨链

（1）锤骨和镫骨底在鼓膜与前庭窗之间以关节和韧带连结而成。

（2）当声波冲击鼓膜时，听小骨链相继运动，使镫骨底在前庭窗做向内或向外的运动，将声波的振动转换成机械能传入内耳。

3. 运动听小骨的肌

（1）鼓膜张肌：起自咽鼓管软骨部上壁的内面、蝶骨大翼，肌腱止于锤骨柄上端。受三叉神经的下颌神经支配，收缩时可将锤骨柄牵引拉向内侧，使鼓膜内陷以紧张鼓膜。

（2）镫骨肌：位于锥隆起内，肌腱止于镫骨颈。收缩时解除鼓膜的紧张状态，是鼓膜张肌的拮抗肌，受面神经支配。

第三节　内耳

一、骨迷路

由骨密质围成的腔与管，从前内侧向后外侧沿颞骨岩部的长轴排列，依次可分为耳蜗、前庭和骨半规管。

1. 前庭　骨迷路的中间部分，前部有一孔通连耳蜗；后上部有 5 个小孔与 3 个半规管相通。

（1）前庭的外侧壁：即鼓室的内侧壁部分，有前庭窗和蜗窗。

（2）前庭的内侧壁：是内耳道的底，有前庭蜗神经通过。

（3）前庭嵴：位于内侧壁。

（4）椭圆囊隐窝：在前庭嵴的后上方，容纳膜迷路的椭圆囊。

（5）球囊隐窝：在前庭嵴的前下方，容纳膜迷路的球囊。

（6）前庭嵴下部分叉处内的凹面为蜗管隐窝，容纳蜗管的前庭端。

（7）在椭圆囊隐窝靠近总骨脚开口处的前方有前庭水管内口，由此至前庭水管外口。内淋巴管经此管至内淋巴囊。

2. 骨半规管　为 3 个半环形的骨管，相互垂直排列。

（1）前骨半规管：弓向上方，埋于颞骨岩部弓状隆起深面。

（2）外骨半规管：弓向外侧，是 3 个半规管最短的一个。

（3）后骨半规管：弓向后外方，是 3 个半规管最长的一个。

每个骨半规管皆有两个骨脚连于前庭，其中一个骨脚膨大称壶腹骨脚，膨大部称骨壶腹；另一骨脚细小称单骨脚。前、后半规管单骨脚合成一个总骨脚。

3. 耳蜗　形如蜗牛壳，尖向前外侧，称为蜗顶。底朝向内耳道底，称为蜗底。

（1）蜗轴为耳蜗的中央骨质，由蜗轴伸出骨螺旋板。

（2）骨螺旋板的基部有蜗轴螺旋管，内藏蜗神经节。

（3）蜗螺旋管骨管围绕蜗轴盘曲约两圈半。管腔底较大，通向前庭，管腔向蜗顶逐渐细小，以盲端终于蜗顶。分为3个部分：前庭阶、蜗管、鼓阶。

（4）前庭阶和鼓阶内均含外淋巴，在蜗顶处借蜗孔彼此相通。

（5）蜗孔在蜗顶处，骨螺旋板和膜螺旋板与蜗轴围成，是前庭阶和鼓阶的唯一通道。

二、膜迷路

套在骨迷路内封闭的膜性管或囊，借纤维束固定于骨迷路的壁上。由椭圆囊和球囊、膜半规管和蜗管组成，它们之间相通，其内充满内淋巴。

（一）椭圆囊和球囊

1. 椭圆囊和球囊位于骨迷路的前庭部。

2. 椭圆囊的后壁有5个开口，与3个膜半规管连通。前壁借椭圆球囊管连接球囊和内淋巴管。

3. 球囊较小，向下与蜗管相连。

4. 在椭圆囊上端的底部和前壁上有感觉上皮，称椭圆囊斑。在球囊内的前上壁亦有感觉上皮，称球囊斑。二者均属位觉感受器，感受头部静止的位置及直线变速运动引起的刺激。其神经冲动分别沿前庭神经的椭圆囊支和球囊支传入。

（二）膜半规管

1. 其形态与骨半规管相似，位于同名骨半规管内，管径为骨半规管的1/4～1/3。

2. 膜半规管亦有相应呈球形膨大的膜壶腹。

3. 膜壶腹壁上的隆起称壶腹嵴，是位觉感受器，能感受头部变速旋转运动的刺激。

4. 3 个膜半规管内的壶腹嵴相互垂直，可分别将人体在三维空间中的运动变化转变成神经冲动，经前庭神经的壶腹支传入。

（三）蜗管

1. 位于耳蜗内，蜗管盘绕蜗轴两圈半，其前庭端与球囊相连通，顶端以盲端终于蜗顶。

2. 在蜗管的水平断面上呈三角形，有上壁、外侧壁和下壁。

（1）上壁：为蜗管前庭壁，将前庭阶和蜗管分开。

（2）外侧壁：为蜗螺旋管内表面骨膜的增厚部分，有丰富的血管。

（3）下壁：由骨螺旋板和蜗管鼓壁（螺旋膜，又称基底膜）组成，与鼓阶相隔。

3. Corti 器　又称螺旋器，位于螺旋膜上，是听觉感受器。

（四）声音的传导

1. 空气传导　耳郭收集声波→经外耳道传至鼓膜→鼓膜振动→听小骨链的运动，将声波转换成机械传感效应并放大，经镫骨底作用于前庭窗→前庭阶外淋巴的波动→经前庭膜传到蜗管内的内淋巴→螺旋膜，刺激螺旋器产生兴奋→发出神经冲动经蜗神经传入脑，产生听觉。

2. 骨传导　声波的冲击和鼓膜的振动可经颅骨和骨迷路传入内耳，使耳蜗内的淋巴波动，刺激基底膜上的螺旋器产生神经兴奋，引起较弱听觉。

三、内耳的血管、神经和淋巴

（一）内耳的血管

1. 由迷路动脉和茎乳动脉供血。迷路动脉多发自小脑下前动脉或基底动脉，少数发自小脑下后动脉和椎动脉的颅内段。

2. 迷路动脉　进入内耳门后分为前庭支和蜗支。

（1）前庭支：分布于椭圆囊、球囊和半规管。

（2）蜗支：分布于蜗螺旋管。由耳后动脉发出的茎乳动脉尚分布到部分半规管。

3. 内耳的静脉汇入岩上、下窦或横窦。

（二）内耳的淋巴

1. 外淋巴

（1）一般认为前庭内的外淋巴向后与半规管的外淋巴相通连，向前与耳蜗前庭阶内的外淋巴通连，继经蜗孔进入鼓阶。前庭内的外淋巴通过蜗水管向蛛网膜下隙引流。

（2）蜗水管：位于颞骨岩部内；蜗水管外口位于颈静脉窝的内侧，内耳道下方；蜗水管内口位于蜗窗的内侧。

2. 内淋巴

（1）内淋巴由外淋巴的滤过液生成。

（2）内淋巴经内淋巴管引流至内淋巴囊，再经内淋巴囊进入周围的静脉丛内。

（3）前庭水管起于前庭内侧壁，开口于前庭水管外口。容纳内淋巴管和部分内淋巴囊。

（4）内淋巴的成分与外淋巴的成分有明显的差异。外淋巴成分与脑脊液相近，内淋巴类似细胞内液。

（三）内耳的神经

内耳的神经即前庭蜗神经，由前庭神经和蜗神经组成，皆为特殊躯体感觉神经。

1. 前庭神经　由前庭神经节的中枢突组成，周围突分3支。

（1）椭圆囊壶腹神经（上支）：分布于椭圆囊斑和上膜半规管和外膜半规管的壶膜嵴。

（2）球囊神经（下支）：分布至球囊斑。

（3）后壶腹神经（后支）：分布至膜半规管的壶腹嵴。

2. 蜗神经 蜗神经由蜗螺旋神经节细胞的中枢突组成，经蜗轴纵管，穿内耳道底筛状区的螺旋孔，经内耳门入颅；周围突穿经骨螺旋板和基底膜，分布于螺旋器。

第四节 其他感受器

1. 嗅器

（1）上鼻甲以及相对的鼻中隔及其以上部分。

（2）此部黏膜含有嗅细胞，为双极细胞，周围突有纤毛，中枢突汇集成嗅丝，穿过筛骨的筛板进入嗅球。

2. 味器

（1）即味蕾，嵌于舌的菌状乳头、轮廓乳头、叶状乳头的上皮内，以轮廓乳头上的味蕾最多；在软腭、会厌等处的上皮内也有味蕾分布。

（2）味蕾呈卵圆形，顶端借味孔通口腔。分布于味蕾的神经主要是面神经和舌咽神经。

3. 皮肤

（1）皮肤的结构

1）皮肤由表皮和真皮构成。其深面主要为疏松结缔组织构成的皮下组织，即浅筋膜。

2）表皮是复层鳞状上皮层，无血管分布。在手掌和足底最厚。

3）真皮位于表皮深面，主要由胶原纤维和弹性纤维构成，并含有从表皮陷入的毛囊和腺体，以及从深层来的血管、淋巴管、神经及其末梢。

4）皮褶和分裂线

①皮褶是位于关节屈侧或伸侧皮肤的褶线，褶处的皮肤较薄，其真皮借结缔组织紧密地与深面的结构（常为深筋膜）相连。

②真皮内的胶原纤维束多按一定的张力方向平行地排列所形成的纹理称分裂线。

（2）皮肤的功能

1）防止体内液体的丧失。

2）防止体外物质（如病原微生物、化学物质等）侵入机体，是机体免疫系统的第一道防线。

3）皮肤表面有汗腺的开口，可在排出汗液的同时排泄废物并调节体温。

4）在皮肤内含有多种感受器，如接受痛、温、触、压等刺激的感受器。

小结速览

鼓室的壁
- 上壁：鼓室盖壁
- 下壁：颈静脉壁
- 前壁：颈动脉壁，有咽鼓管的鼓室口
- 后壁：乳突壁
- 外侧壁：鼓膜壁
- 内侧壁：迷路壁，有前庭窗、蜗窗第二鼓膜、面神经管凸

内耳膜迷路
- 椭圆囊：含椭圆囊斑，感受水平方向的直线加速度
- 球囊：含球囊斑，感受垂直方向的直线加速度
- 膜半规管：有壶腹嵴，能感受旋转运动的刺激
- 蜗管：螺旋膜上有螺旋器，是听觉感受器

声音传导
- 空气传导
- 骨传导

第十六章　神经系统

● **重点**　突触；反射弧。
○ **难点**　神经元的分类。
★ **考点**　神经元的结构；突触；反射弧。

一、神经系统的区分

1. 神经系统　分为：①中枢部（中枢神经系统）包括位于颅腔内的脑和位于椎管内的脊髓。②周围部（周围神经系统）是指遍布全身各处与脑相连的脑神经和与脊髓相连的脊神经。

2. 周围神经

（1）按部位分为：①躯体神经，分布于体表、骨、关节和骨骼肌。②内脏神经，分布于内脏、心血管、平滑肌和腺体。

（2）按功能分为：①传入神经（感觉神经），神经冲动从感受器传向中枢；②传出神经（运动神经），将神经冲动从中枢传向周围。

3. 内脏神经中的传出神经　即内脏运动神经支配心肌、平滑肌和腺体，其活动不受人的主观意志控制，故又称自主神经或植物神经，它们又可分为交感神经和副交感神经。

二、神经系统的组成

神经系统主要由神经组织组成，神经组织由神经元和神经胶质组成。

（一）神经元

1. 概念　神经元又称神经细胞，是神经系统结构和功能的基本单位，具有感受刺激和传导神经冲动的功能。

2. 神经元的结构　不同神经细胞的大小和形态差异较大，其胞体有圆形、梭形和锥形等，胞体的直径 $4\sim150\mu m$ 不等。可分为以下几种。

（1）胞体：为神经元的代谢中心，除具有细胞基本结构外，还含有神经细胞所特有的尼氏体和神经原纤维。

（2）突起：又可分为树突、轴突。

①树突：为胞体向外伸出的树枝状突起，结构大致与胞体相同；数量在不同的神经元中各异，一般较短，可反复分支形成大量的微小突起，称树突棘，是接受信息的装置。

②轴突：通常只有一条，常发出侧支；不同类型神经元的轴突粗细长短不一；其主要功能是传导由胞体发出的冲动，将其传递给其他的神经元或细胞（肌细胞、腺细胞等）。

3. 神经元的分类

分类依据	分类	特点	举例
根据神经元突起的数目	假单极神经元	从胞体只发出一个突起，但很快T形分叉为二支，一支为周围突，另一支为中枢突	部分脑神经节和脊神经节中的感觉神经元
	双极神经元	自胞体两端各发出一个突起，一个称周围突；另一个称中枢突	位于视网膜内的双极细胞、内耳的前庭神经节和蜗神经节内的感觉神经元
	多极神经元	具有多个树突和一个轴突	绝大部分中枢部内的神经元

分类依据	分类	特点	举例
依据神经元的功能和传导方向	感觉神经元	将内、外环境的各种刺激传向中枢部	假单极和双极神经元属此类
	运动神经元	将冲动自中枢部传向身体各部，支配骨骼肌或管理心肌、平滑肌活动和腺体的分泌	多极神经元
	联络神经元	中枢部内位于感觉和运动神经元之间的多极神经元	
根据神经元合成、分泌化学递质的不同	胆碱能神经元	位于中枢神经系统和部分内脏神经中	
	单胺能神经元	包括儿茶酚胺能（分泌去甲肾上腺素、多巴胺等）、5-羟色胺能和组胺能神经元	广泛分布于中枢和周围神经系统
	氨基酸能神经元	以γ-氨基丁酸、谷氨酸等为神经递质	主要分布于中枢神经系统
	肽能神经元	以各种肽类物质（如生长抑素、P物质、脑啡肽等）为神经递质	广泛分布于中枢和周围神经系统

4. 神经纤维 神经元较长的突起被髓鞘和神经膜所包裹构成。

（1）有髓神经纤维：神经元较长突起被髓鞘和神经膜共同包裹。

（2）无髓神经纤维：神经元较长突起只被神经膜包裹。

（3）周围神经的髓鞘是由施万细胞环绕轴突所形成。

（4）中枢神经系统的髓鞘由少突胶质细胞形成。髓鞘呈分节状包绕轴突，相邻两节髓鞘之间的部分称郎飞结，该处轴突裸露。

（5）神经冲动在有髓纤维中以跳跃的方式传导。神经纤维的传导速度与髓鞘厚薄和神经纤维直径的大小成正比，即神经纤维越粗髓鞘越厚，其传导电信号的速度就越快。

5. 突触

（1）神经元与神经元之间或神经元与效应器之间特化的接触区域，负责神经元间的信息传递。

（2）根据连接方式可分为：轴－树突触、轴－体突触、轴－轴突触、树－树突触和体－体突触等。

（3）根据传递方式可分为：化学突触和电突触。

①化学突触：神经系统内信息传递的主要方式，是以释放化学递质为中介的突触。

②化学突触包括三部分：突触前部、突触间隙和突触后部。

③突触前部有密集的突触小泡，小泡内含有高浓度的神经递质。当神经冲动沿轴突传到突触前部时，神经递质释放到突触间隙，作用于突触后膜，使突触后膜上受体蛋白或离子通道构型发生改变，继而突触后膜电位发生变化而产生神经冲动。

④电突触：以电位扩布的方式进行信息传递的突触。结构基础是缝隙连接，电突触的电阻低，传导速度快，传导为双向性，可使相接触的神经元或细胞的功能同步，形成功能合胞体。

（二）神经胶质细胞

1. 中枢神经系统的间质或支持细胞，数量是神经细胞的 10

倍，一般没有传递神经冲动的功能，对神经元起着支持、营养、保护和修复等作用。

2. 神经胶质细胞可分为中枢神经系统和周围神经系统的胶质细胞。前者有星形胶质细胞、少突胶质细胞、小胶质细胞、室管膜细胞等；后者有施万细胞和卫星细胞等。

（1）星形胶质细胞：数量最多、体积最大。

①原浆性星形细胞分布于灰质。

②纤维性星形细胞分布于白质。

（2）少突胶质细胞：中枢神经系统形成髓鞘的细胞。

（3）小胶质细胞：神经系统的巨噬细胞，在神经系统病变时增多。

（4）室管膜细胞：衬附于脑室腔面和脊髓中央管内面，参与组成脑脊液–脑屏障和血–脑屏障。脉络丛处的室管膜细胞还有分泌脑脊液的功能。

（5）施万细胞：是周围神经系统的成髓鞘细胞。

三、神经系统的常用术语

中枢部	灰质	神经元胞体及其树突的集聚部位
	纤维束	在白质中，凡起止、行程和功能基本相同的神经纤维集合在一起
	皮质	灰质在大、小脑表面成层配布
	髓质	位于大脑和小脑的皮质深部的白质
	神经核	在中枢部皮质以外，形态和功能相似的神经元胞体聚集成团或柱
	白质	神经纤维在中枢部集聚的部位

续表

周围部	神经节	神经元胞体集聚处
	神经	神经纤维在周围部集聚在一起称为神经
	神经外膜	包绕在神经外面的结缔组织
	神经束膜	若干神经纤维聚集为一条神经束，包被神经束的结缔组织
	神经内膜	包在每根神经纤维外面的结缔组织

四、神经系统的活动方式

1. 神经系统在调节机体的活动中，对内、外环境的各种刺激做出适宜的反应，称为反射。

2. 反射弧由感受器、传入神经、中枢、传出神经和效应器构成，是反射的结构基础。

3. 反射是神经系统的基本活动方式。

小结速览

神经系统
　中枢部 { 脑
　　　　　脊髓
　周围部 { 脑神经（12 对）
　　　　　脊神经（31 对）

神经元
　胞体
　树突：接受外来信息传入胞体
　轴突：把由胞体发出的冲动传递给其他的神经元或细胞

突触
　化学突触 { 突触前膜
　　　　　　突触间隙
　　　　　　突触后膜
　电突触

反射弧：由感受器、传入神经、中枢、传出神经和效应器组成

第十七章　中枢神经系统

● **重点**　牵张反射；白质的上下行纤维束；下丘脑；躯体和感觉运动区的特点。

○ **难点**　脑神经核的功能、脑干损伤导致神经核损伤的特点。

★ **考点**　下丘脑；躯体和感觉运动区的特点；内囊；小脑。

第一节　脊髓

一、位置和形态

1. 脊髓位于椎管内，上端平枕骨大孔处与延髓相连，下端在成人平第 1 腰椎体下缘。

2. 脊髓全长粗细不等，有两个膨大，即颈膨大和腰骶膨大。末端变细，称为脊髓圆锥，自此处向下延为细长的无神经组织的终丝。

3. 脊髓表面可见 6 条纵行浅沟，前面正中较明显的沟称前正中裂，后面正中较浅的沟为后正中沟，这两条纵沟将脊髓分为左右对称的两半。还有两对外侧沟，即前外侧沟和后外侧沟，分别有脊神经前、后根的根丝附着。在颈髓和胸髓上部，后正中沟和后外侧沟之间，还有一条较浅的后中间沟，是薄束和楔束之间的分界标志。

4. 脊髓与 31 对脊神经相连。每一对脊神经前、后根的根丝附着范围的脊髓构成一个脊髓节段，因为有 31 对脊神经，故脊髓也可分为 31 个节段：8 个颈节（C）、12 个胸节（T）、5 个腰节（L）、5 个骶节（S）和 1 个尾节（Co）。

二、脊髓的内部结构

脊髓由围绕中央管的灰质和位于外围的白质组成。中央管纵贯脊髓，内含脑脊液，向上通第 4 脑室，向下在脊髓圆锥内扩大为一梭形的终室。40 岁以上的人中央管常闭塞。

（一）灰质

1. 灰质包括前角（前柱）、后角（后柱）、侧角（侧柱）、中间带、灰质前连合、灰质后连合。

2. 脊髓灰质内有各种不同大小、形态和功能的神经元，其中大多数神经元的胞体往往集聚成群或成层，称为神经核或板层。普遍认可的人类脊髓灰质的板层模式如下。

（1）板层 Ⅰ：又称边缘层、海绵带，内含大、中、小型神经元，与白质相邻，在腰骶膨大处最清楚。此层内含有后角边缘核，它接受后根的传入纤维。

（2）板层 Ⅱ：几乎不含有有髓纤维，又称胶状质。由大量密集的小型神经元组成。

（3）板层 Ⅲ：与 Ⅱ 层平行。含有有髓纤维。

（4）板层 Ⅳ：较厚，细胞排列较疏松，其大小不一，以圆形、三角形和星形细胞居多。

①板层 Ⅲ 和板层 Ⅳ 都接受大量的后根传入纤维，发出的纤维联络脊髓的不同节段，并进入白质形成纤维束。

②板层 Ⅰ～Ⅳ 相当于后角头，向上与三叉神经脊束核的尾端相延续，是皮肤感受外界痛、温、触、压觉等刺激的初级传入纤维终末和侧支的主要接受区，属于外感受区。

（5）**板层 V**：位于后角颈部，可分内、外两部分。

（6）**板层 VI**：位于后角基底部。在颈膨大和腰骶膨大处最发达，分内、外侧两部。

板层 V ~ VI 接受后根本体感觉性初级传入纤维，以及自大脑皮质运动区、感觉区和皮质下结构的大量下行纤维，与调节运动有密切关系。

（7）**板层 VII**：占中间带的大部。

（8）**板层 VIII**：在脊髓胸段，横跨前角基底部；在颈膨大和腰骶膨大处，仅限于前角内侧部。

（9）**板层 IX**：由前角运动神经元和中间神经元组成。

（10）**板层 X**：位于中央管周围，包括灰质前、后连合。某些后根的纤维终于此处。

（二）白质

白质包括前索、外侧索、后索、白质前连合、网状结构。

1. 脊髓白质主要由许多纤维束组成。纤维束可分为传入纤维、传出纤维、上行纤维、下行纤维和脊髓固有纤维。

2. 上行纤维束（又称感觉传导束）将不同的感觉信息上传到脑。下行纤维束从脑的不同部位将神经冲动下传至脊髓。固有束起止均在脊髓，参与完成脊髓节段内和节段间反射活动。

（1）**薄束与楔束**：第 5 胸节及以下的脊神经节细胞的中枢突形成同侧薄束；第 4 胸节及以上的脊神经节细胞的中枢突形成楔束。

（2）**脊髓小脑束**：传递下肢和躯干下部的非意识性本体感觉和触、压觉感觉信息至小脑。

（3）**脊髓丘脑束**

①脊髓丘脑侧束传递由后根细纤维传入的痛、温觉信息。

②脊髓丘脑前束传递由后根粗纤维传入的粗触觉、压觉信息。

3. 下行传导束

（1）皮质脊髓束：起源于大脑皮质中央前回和其他一些皮质区域，下行至延髓锥体交叉，其中大部分（75%～90%）纤维交叉至对侧，称为皮质脊髓侧束，未交叉纤维在同侧下行为皮质脊髓前束。另有少量不交叉的纤维沿同侧外侧索下行，称为皮质脊髓前外侧束。

（2）网状脊髓束：起自脑桥和延髓的网状结构，大部分在同侧下行，行于白质前索和外侧索前内侧部，止于板层Ⅶ、Ⅷ。有兴奋或抑制 α 和 γ - 运动神经元的作用。

（3）顶盖脊髓束：起自中脑上丘，在中脑水管周围灰质腹侧交叉越边，在前索内下行，终止于上段颈髓板层Ⅵ～Ⅷ层。兴奋对侧颈肌，抑制同侧颈肌活动。

（4）内侧纵束：协调眼球的运动和头、颈部的运动。

三、脊髓反射

（一）脊髓反射

1. 脊髓反射　是指脊髓固有的反射，在正常情况下，其反射活动是在脑的控制下进行的。

（1）单突触反射：脊髓反射弧的神经元只包括一个传入神经元和一个传出神经元，一般只局限于一个或相邻一个脊髓节内，也称节段内反射。

（2）多突触反射：反射弧是由两个以上的神经元组成，即在传入神经元和传出神经元之间还有中间神经元。

2. 脊髓反射可分为躯体 - 躯体反射（刺激躯体引起躯体反应）、内脏 - 内脏反射（刺激内脏引起内脏反应）、躯体 - 内脏反射（刺激躯体引起内脏反应）和内脏 - 躯体反射（刺激内脏引起躯体反应）等。

（1）牵张反射

①腱反射：当骨骼肌被拉长时，肌内的感受器（肌梭）受

到刺激而产生神经冲动，经脊神经后根进入脊髓，兴奋 α - 运动神经元，反射性地引起被牵拉的肌肉收缩。包括膝反射、跟腱反射、肱二头肌反射等。

②肌张力：指缓慢持续牵拉肌腱发生的牵张反射，表现为受牵拉的肌肉发生持续性收缩，属多突触反射。肌紧张是维持躯体姿势的最基本的反射活动，是姿势反射的基础。

（2）屈曲反射：一种保护性反射，属于多突触反射。

①如当肢体某处皮肤受到伤害性刺激时会迅速缩回肢体。

②屈曲反射路径皮肤的信息经后根传入脊髓后角，再经中间神经元传递给前角的 α - 运动神经元，α - 运动神经元兴奋，引起骨骼肌收缩。

（二）脊髓损伤的一些表现

脊髓损伤种类	特点
脊髓全横断	横断平面以下全部感觉和运动丧失，反射消失，处于无反射状态，称为脊髓休克
脊髓半横断	引起损伤平面以下出现布朗 - 塞卡综合征，即伤侧平面以下位置觉、震动觉和精细触觉丧失，同侧肢体硬瘫，损伤平面以下的对侧身体痛、温觉丧失
脊髓前角受损	主要伤及前角运动神经元，表现为这些细胞所支配的骨骼肌呈弛缓性瘫痪，肌张力低下，腱反射消失，肌萎缩，无病理反射，但感觉无异常
脊髓中央部损伤	病变侵犯了白质前连合，阻断了脊髓丘脑束在此的交叉纤维，引起相应部位的痛、温觉消失，而本体感觉和精细触觉无障碍，称感觉分离

第二节 脑

一般可将脑分为六部分：端脑、间脑、中脑、脑桥、延髓和小脑。通常将中脑、脑桥和延髓合称为脑干。延髓向下在枕骨大孔平面与脊髓相连。

一、脑干

（一）脑干的外形

1. 脑干腹侧面

（1）延髓

①下端约平枕骨大孔处与脊髓相接，上端借横行的延髓脑桥沟与脑桥相隔开。

②延髓下部与脊髓外形相似，脊髓表面的各条纵行沟、裂向上延续到达延髓。

③锥体：延髓腹侧面前正中裂两侧的纵行隆起，由大脑皮质发出的锥体束（主要为皮质脊髓束）纤维构成。

④锥体交叉：在锥体的下端，大部分皮质脊髓束纤维越过中线左右交叉，将前正中裂部分截断。

⑤橄榄：锥体外上部背外侧的卵圆形隆起，其深面藏有下橄榄核。

⑥前外侧沟：每侧橄榄和锥体之间的纵沟，舌下神经根丝由此穿出。

⑦在橄榄背外侧的后外侧沟内，自上而下依次有舌咽神经、迷走神经和副神经根丝穿出。

（2）脑桥

①腹侧面宽阔隆起，称脑桥基底部。其正中线上的纵行浅沟称基底沟，容纳基底动脉。

②基底部向外后逐渐变窄形成小脑中脚，又称脑桥臂。

③延髓脑桥沟内自中线向外依次有展神经、面神经和前庭蜗神经根穿出。

④脑桥小脑三角：延髓脑桥沟的外侧端，恰是延髓、脑桥和小脑结合处。

（3）中脑

①上界为间脑的视束，下界为脑桥上缘。

②大脑脚为中脑两侧粗大的纵行柱状隆起，其浅部主要由大量自大脑皮质发出的下行纤维组成。

③两侧大脑脚之间的凹陷为脚间窝，动眼神经由此穿出。

2. 脑干背侧面　脑干的背侧面与小脑相连。

（1）延髓

①背面的上部构成菱形窝的下半部；下部形似脊髓，正中线的纵形浅沟为脊髓后正中沟的延伸。

②薄束和楔束结节二者深面分别含有薄束核及楔束核，它们是薄束或楔束的终止核。

③楔束结节外上方的隆起为小脑下脚，由与小脑相连的白质纤维构成。

（2）脑桥背面的中部为菱形窝上半部（见菱形窝），其两侧为小脑上脚。

（3）中脑背面为四叠体，由两对圆形的隆起构成，上方者称上丘，下方者称下丘，二者的深面分别有上丘核和下丘核，是视觉和听觉反射中枢。在上、下丘的外侧各有一横行的隆起称上丘臂和下丘臂，分别与间脑的外侧膝状体和内侧膝状体相连。

（4）菱形窝位于延髓上部及脑桥的背面，由延髓和脑桥内的中央管于后壁展开形成。由于和小脑共同围成第四脑室，故又称第四脑室底。

（二）脑干的内部结构

1. 和脊髓相比较　脑干的内部结构出现了如下的变化特征。

（1）脑干内的灰质不再像脊髓内的灰质那样是相互连续纵贯脊髓全长的灰质柱，而是功能相同的神经元胞体聚合成团状或柱状的神经核。

（2）脊髓灰质的神经核团基本上都与脊神经相联系；而脑干灰质的神经核团除包含与脑神经直接联系的脑神经核外，又出现了许多与纤维束中继有关的神经核团（中继核）。

（3）网状结构的面积急剧扩大，结构更加复杂，其中包含了生命中枢中许多重要的神经核团（网状核），如心跳、血压和呼吸中枢等。

2. 脑干的灰质

（1）脑神经核

1）一般躯体运动核：共4对，脊髓前角运动核，自上而下依次为动眼神经核、滑车神经核、展神经核和舌下神经核，紧靠中线两侧分布。它们发出一般躯体运动纤维，支配眼外肌和舌肌的随意运动。

①展神经核：接受双侧皮质核束纤维的传入，发出一般躯体运动纤维构成展神经，支配眼的外直肌运动。

②舌下神经核：仅接受对侧皮质核束纤维的传入，发出纤维经锥体与橄榄之间的前外侧沟出延髓组成舌下神经，支配同侧舌内、外肌的随意运动。

脑神经核	位置	脑神经	功能
动眼神经核	中脑上丘	III	支配上、下、内直肌及下斜肌和上睑提肌的随意运动
滑车神经核	中脑下丘	IV	上斜肌
展神经核	脑桥	VI	外直肌
舌下神经核	延髓	XII	舌内、外肌

2）特殊内脏运动核

脑神经核	位置	脑神经	功能
三叉神经运动核	脑桥	V	支配咀嚼肌、二腹肌前腹、下颌舌骨肌
面神经核	脑桥	VII	支配面肌、二腹肌后腹、茎突舌骨肌、镫骨肌
疑核	延髓	IX、X、XI	支配软腭、咽、喉和食管上部的骨骼肌
副神经核	延髓	XI	胸锁乳突肌和斜方肌

3）一般内脏运动核

脑神经核	位置	脑神经	功能
动眼神经副核	中脑	III	支配睫状肌和瞳孔括约肌
上泌涎核	脑桥	VII	支配泪腺、下颌下腺、舌下腺以及口、鼻腔黏膜腺的分泌
下泌涎核	延髓	IX	支配腮腺的分泌活动
迷走神经背核	延髓	X	支配颈部、胸部和腹部大部分器官的平滑肌、心肌的运动和腺体的分泌

4）一般内脏和特殊内脏感觉核（孤束核）。

位于延髓内界沟外侧，上端可达脑桥下端，下端达内侧丘系交叉平面。

脑神经核	位置	脑神经	功能
孤束核	延髓	Ⅶ、Ⅸ、Ⅹ	味觉和一般内脏感觉

5）一般躯体感觉核（三叉神经感觉核）

根据其功能和位置可由上向下依次分为3部分：三叉神经中脑核、三叉神经脑桥核和三叉神经脊束核。

脑神经核	位置	脑神经	功能
三叉神经中脑核	中脑	Ⅴ	咀嚼肌的本体感觉
三叉神经脑桥核	脑桥	Ⅴ	头面部触、压觉
三叉神经脊束核	延髓	Ⅴ	头面部痛、温觉

6）特殊躯体感觉核

脑神经核	位置	组成	脑神经	功能
前庭神经核	脑桥、延髓	前庭上核、前庭下核、前庭内侧核及前庭外侧核	Ⅷ	平衡觉
蜗神经核	脑桥、延髓	蜗腹侧核和蜗背侧核	Ⅷ	听觉

（2）中继核

1）中脑内的中继核

①上丘：灰质位于中脑背侧，呈灰、白质相间排列的板层结构。重要的视觉反射中枢。

②下丘核：位于下丘的深面，由明显的中央核及周围的薄层灰质下丘周灰质构成。此核为听觉传导通路的重要中继站，

也是重要的听觉反射中枢，可发出纤维终止于上丘，再经顶盖脊髓束终止于脑干和脊髓，参与听觉反射活动。

③顶盖前区：接受经视束和上丘臂来的视网膜节细胞的轴突，发出纤维至双侧的动眼神经副核换元。完成瞳孔对光反射和晶状体调节反射。

④红核：主要接受来自对侧小脑中央核经小脑上脚传入的纤维。其传出纤维在上丘下部平面交叉至对形成被盖腹侧交叉，然后下行组成红核脊髓束，终于脊髓颈段的前角运动细胞。调节屈肌的张力和协调运动。

⑤黑质：位于中脑被盖和大脑脚底之间，占据中脑全长。黑质可分为黑质网状部和黑质致密部两部。

2）脑桥内的中继核

①脑桥核：为大量分散存在于脑桥基底部的神经元。大脑皮质和小脑皮质之间纤维联系的中继站。

②上橄榄核：接受双侧蜗腹侧核的传出纤维，发出纤维加入双侧的外侧丘系，参与声音的空间定位。

③蓝斑核：位于菱形窝界沟的上端，由去甲肾上腺素能神经元构成。蓝斑核发出的纤维几乎遍布中枢神经系统各部，与睡眠和觉醒有关。

3）延髓的中继核

①薄束核与楔束核：分别位于延髓下部，薄束结节和楔束结节的深面。薄束核和楔束核是向脑的高级部位传递躯干四肢意识性本体感觉和精细触觉冲动的中继核团。

②下橄榄核：位于延髓橄榄的深面。下橄榄核可能是大脑皮质、红核等与小脑之间纤维联系的重要中继站，参与小脑对运动的调控。

脑部的中继核	位置
红核、黑质、上丘灰质层、下丘核、顶盖前区、腹侧被盖区	中脑
脑桥核、上橄榄核、蓝斑核、外侧丘核	脑桥
薄束核、楔束核、下橄榄核、楔束副核	延髓

3. 脑干的白质　脑干中的白质主要由长的上、下行纤维束和出入小脑的纤维组成。

（1）长的上行纤维束

1）内侧丘系：由对侧薄束核和楔束核发出的二级感觉纤维所组成。止于背侧丘脑腹后外侧核。传递对侧躯干、四肢的本体感觉和精细触觉。

2）脊髓丘脑束：又称脊髓丘系，为脊髓丘脑侧束和脊髓丘脑前束的延续。止于背侧丘脑腹后外侧核。传递对侧躯干、四肢的痛温觉和粗略触压觉。

3）三叉丘脑束：又称三叉丘系，由对侧三叉神经脊束核及大部分三叉神经脑桥核发出的二级感觉纤维所组成。主要传导对侧头面部皮肤、牙及口、鼻黏膜的痛温觉和触压觉。

4）外侧丘系：由起于双侧蜗神经核和双侧上橄榄核的纤维所组成。一侧外侧丘系传导双侧耳的听觉冲动。

5）脊髓小脑前、后束：均起于脊髓，行于延髓外侧，脊髓小脑后束在延髓上部参与构成小脑下脚进入小脑；脊髓小脑前束继续上行，在脑桥上部经小脑上脚进入小脑。参与本体感觉的反射活动。

6）内侧纵束：主要由前庭神经核和网状结构的传出纤维组成。协调眼外肌之间的运动，调节眼球的慢速运动和头部姿势。

（2）长的下行纤维束

1）锥体束：包括两部分，皮质核束（又称皮质延髓束）和皮质脊髓束。皮质脊髓束在延髓锥体的下端，经过锥体交叉，形成本侧半脊髓的皮质脊髓前束和对侧半脊髓的皮质脊髓侧束，分别终止于双侧和同侧脊髓前角运动神经元。

2）其他起自脑干的下行纤维束

①红核脊髓束，起自对侧红核，行于中脑和脑桥被盖的腹侧和腹外侧。

②顶盖脊髓束，起自上丘，行于脑干中线的两侧，内侧纵束的腹侧。

③前庭脊髓束，起自前庭核；网状脊髓束，起于网状结构。

4. 脑干的网状结构 在中脑导水管周围灰质、第四脑室室底灰质和延髓中央灰质的腹外侧，脑干被盖的广大区域内存在着纵横交错成网状的神经纤维，其间散有大小不等的神经细胞团块，称脑干网状结构。

（1）脑干网状结构的主要核团

①中缝核群：位于脑干中缝的两侧，主要由 5 - 羟色胺能神经元构成。

②内侧核群：靠近中线，在中缝核的外侧，占据网状结构内侧 2/3，如巨细胞网状核、和脑桥尾、颅侧网状核等。

③外侧核群：外侧核群接受大部分上行传导通路的侧支，构成脑干网状结构的"感受区"，发出传出纤维到达内侧核群。

（2）脑干网状结构的功能组合

①与大脑的联系及上行激动系统：可使大脑皮质保持适度的意识和清醒，对各种传入信息有良好的感知能力，损伤则会导致不同程度的意识障碍。

②与脊髓的联系及调节躯体运动：网状结构的内侧核群发

出网状脊髓束，终止于脊髓前角运动细胞，可对肌张力产生增强或减弱的调节作用。

③脑干内部的联系及调节内脏活动：网状结构中存在着重要的生命中枢，如心血管运动中枢和呼吸中枢，以及血压调节中枢和呕吐中枢等。

④参与睡眠发生，抑制痛觉传递：中缝核群中的 5 - 羟色胺能神经元，发出上行投射纤维到达大脑皮质，使大脑皮质受到抑制，产生睡眠作用；发出下行纤维投射到脊髓后角和脊髓胸段侧角，参与痛觉和心血管运动的调节。

（三）脑干各部代表性水平切面观察

1. 延髓的代表性切面

（1）锥体交叉水平切面

①此切面的外形及内部结构配布均类似于脊髓。

②切面中心为大而明显的中央管，其周围为中央灰质。

③切面的腹侧部，锥体束中的皮质脊髓束纤维在中央管的腹侧越过中线交叉形成锥体交叉；在前角区出现副神经核。

④背侧部，于薄束、楔束的深面，可见薄束核和楔束核。在后角相当于脊髓胶状质的部位有三叉神经脊束核，其浅面为三叉神经脊束，其他纤维束基本保持在相当于脊髓原来的位置上。

（2）（内侧）丘系交叉水平切面

①此切面略高于锥体交叉平面。

②中央管稍大并向背侧移位，在中央灰质内出现舌下神经核和迷走神经背核。

③前正中裂的两侧为锥体，其深部为锥体束。

④背侧的薄束和楔束部位已逐渐被薄束核与楔束核所取代，此二核发出纤维绕过中央灰质，在中央管腹侧越中线形成（内侧）丘系交叉。

⑤网状结构位于中央灰质的腹外侧。其余纤维束的位置大致同锥体交叉平面。

（3）橄榄中部水平切面

①中央管已移至背侧，并且敞开形成第四脑室底的下半部。

②在室底灰质内中线的两侧，由内侧向外侧依次有舌下神经核、迷走神经背核和前庭神经核。

③网状结构位于室底灰质诸核与下橄榄核之间的区域，此结构中有疑核出现。

④舌下神经核发出的纤维行向腹侧由锥体和橄榄之间穿出形成舌下神经；而迷走神经背核和疑核发出的纤维行向腹外侧，由橄榄背外侧出脑加入迷走神经。

⑤前庭神经核外侧的纤维为小脑下脚。小脑下脚腹内侧为三叉神经脊束及三叉神经脊束核。

⑥孤束位于迷走神经背核腹外侧，其周围为孤束核。

⑦腹侧部，前正中裂两侧为锥体束形成的锥体，在橄榄的深部出现下橄榄核。

⑧锥体束的背内侧，自腹侧向背侧依次有内侧丘系、顶盖脊髓束和内侧纵束的纤维。

⑨在此切面上，可以舌下神经根和迷走神经根为界，将延髓内部分为：内侧部，舌下神经根以内；外侧部，舌下神经根与迷走神经根之间；后部，迷走神经根的后外侧。后两部又合称被盖部。

（4）延髓橄榄上部水平切面

①此切面约平对第四脑室外侧隐窝。

②蜗背侧核和蜗腹侧核，邻近小脑下脚的背外侧和腹外侧缘，分别接受前庭蜗神经蜗根纤维的终止。

③小脑下脚的腹侧有舌咽神经根丝出脑。

④在室底灰质内，舌下神经核和迷走神经背核已被舌下前置核所代替。

⑤孤束核已移至前庭神经核和三叉神经脊束核之间。

⑥其他在中线旁及外侧部的纤维束，与延髓橄榄中部水平切面相似。

2. 脑桥的代表性切面

（1）脑桥下部水平切面

①此平面通过面神经丘。

②与延髓相比，其最大的变化为：以斜方体为界，腹侧为膨大的脑桥基底部，背侧为脑桥被盖部。

③脑桥基底部含纵、横走行的纤维及分散在其内的脑桥核。横行纤维为脑桥小脑纤维，越过中线组成小脑中脚进入小脑。纵行纤维为锥体束，被横行纤维分隔成大小不等的小束。

④被盖部面神经丘深面为展神经核和面神经膝，外侧为前庭神经核。

⑤面神经核位于被盖中央部的网状结构内，其背外侧可见三叉神经脊束和三叉神经脊束核。内侧丘系穿经斜方体内上行，其外侧有脊丘系、红核脊髓束、脊髓小脑前束。

⑥内侧纵束和顶盖脊髓束仍居原位。

（2）脑桥中上部水平切面

①此平面经过三叉神经根入脑处。

②脑桥基底部更加膨大，菱形窝及第四脑室比上一平面缩小。

③小脑上脚靠近第四脑室侧壁。

④被盖部外侧，三叉神经脑桥核和三叉神经运动核分居三叉神经纤维的内、外侧。

⑤脊髓小脑前束已进入小脑上脚。

⑥其余纤维束的位置无多大变化。

3. 中脑的代表性切面 其内部结构借中脑水管分为背侧的顶盖和腹侧的大脑脚。大脑脚又被黑质分为腹侧的大脑脚底和背侧的被盖。

（1）中脑下丘水平切面

①导水管周围灰质位于中脑水管周围，其腹侧部是滑车神经核，背侧是下丘及其深面的下丘核。

②导水管周围灰质的外侧缘可见三叉神经中脑核；小脑上脚交叉及被盖背侧交叉也位于导水管周围灰质的腹侧。两交叉的外侧为内侧丘系及脊髓丘脑束。

③黑质位于大脑脚底和中脑被盖之间。

④大脑脚底位于黑质腹侧，自内向外依次有额桥束、锥体束以及顶、枕、颞桥束纤维下行。

（2）中脑上丘水平切面

①导水管周围灰质位于中脑水管的周围，动眼神经核和动眼神经副核位于该灰质的腹侧部。红核位于被盖中央，发出纤维形成被盖腹侧交叉后下行，组成红核脊髓束。

②黑质呈半月形，位于被盖和大脑脚底之间。

③红核的背外侧自内向外依次为：内侧丘系、三叉丘脑束和脊丘系。

（四）代表性脑损伤及其临床表现

脑干损伤通常由椎－基底动脉系供血区的血管性病变所引起。

脑干损伤种类	主要受损结构及临床表现
延髓内侧综合征	①锥体束损伤：对侧上、下肢瘫痪 ②内侧丘系损伤：对侧上、下肢及躯干意识性本体感觉和精细触觉障碍 ③相邻的舌下神经根损伤：同侧半舌肌瘫痪，伸舌时舌尖偏向患侧

续表

脑干损伤种类	主要受损结构及临床表现
延髓外侧综合征	①三叉神经脊束受损：同侧头面部痛、温觉障碍 ②脊髓丘脑束受损：对侧上、下肢及躯干痛、温觉障碍 ③疑核受损：同侧软腭及咽喉肌麻痹，吞咽困难，声音嘶哑 ④下丘脑至脊髓中间外侧核的交感神经下行通路受损：同侧 Horner 综合征，瞳孔缩小、上睑轻度下垂、面部皮肤潮红及汗腺分泌障碍 ⑤小脑下脚受损：同侧上、下肢共济失调 ⑥前庭神经核受损：眩晕，眼球震颤
脑桥基底部综合征	①锥体束受损：对侧上、下肢瘫痪 ②展神经根受损：同侧眼球外直肌麻痹，眼球不能外展
脑桥背侧部综合征	①展神经核受损：同侧眼球外直肌麻痹，双眼患侧凝视麻痹 ②面神经核受损：同侧面肌麻痹 ③前庭神经核受损：眩晕，眼球震颤 ④三叉神经脊束受损：同侧头面部痛、温觉障碍 ⑤脊髓丘脑束受损：对侧上、下肢及躯干痛、温觉障碍 ⑥内侧丘系受损：对侧上、下肢及躯干意识性本体觉和精细触觉障碍 ⑦下丘脑至胸段脊髓中间外侧核的交感神经下行通路受损：同侧 Horner 综合征 ⑧小脑下脚和脊髓小脑前束受损：同侧上、下肢共济失调

脑干损伤种类	主要受损结构及临床表现
大脑脚底综合征	①动眼神经根损伤：同侧除外直肌和上斜肌以外的所有眼球外肌麻痹，瞳孔散大 ②锥体束受损：对侧上、下肢瘫痪 ③皮质核束损伤：对侧面神经和舌下神经核上瘫
本尼迪克特综合征	①内侧丘系损伤：对侧上、下肢及躯干意识性本体觉和精细触觉障碍 ②动眼神经根损伤：同侧除外直肌和上斜肌外的所有眼球外肌麻痹，瞳孔散大 ③小脑丘脑纤维（已交叉的小脑上脚纤维）损伤：对侧上、下肢意向性震颤，共济失调

二、小脑

小脑是重要的运动调节中枢，位于颅后窝，前面隔第四脑室与脑干相邻，上方隔小脑幕与大脑半球枕叶相邻。

（一）小脑的外形

1. 小脑两侧膨大，为小脑半球；中间部狭窄，为小脑蚓。

2. 小脑前、后缘凹陷，称小脑前、后切迹；在小脑半球下面的前内侧，各有一突出部，称小脑扁桃体。小脑扁桃体紧邻延髓和枕骨大孔的两侧。

3. 小脑蚓的下面凹陷于两半球之间，从前向后依次为小结、蚓垂、蚓锥体和蚓结节。

4. 分为前叶、后叶和绒球小结叶，前叶和后叶又合称小脑体。

名称	联系
前庭小脑、原小脑、绒球小结叶	主要和前庭神经及前庭神经核发生联系
脊髓小脑、旧小脑	主要接受脊髓小脑前、后束的纤维
大脑小脑、新小脑	主要和大脑皮质的广泛区域发生联系

（二）小脑的内部结构

小脑包括表面的皮质、深部的髓质和小脑核。

1. 小脑皮质 为位于小脑表面的灰质，并向内部深陷形成沟，将小脑表面分成许多小脑叶片。其细胞构筑分为 3 层，由深至浅依次为颗粒层、梨状细胞层、分子层。

（1）颗粒层

①由大量的颗粒细胞构成，还含有抑制性的中间神经元（Golgi Ⅱ型细胞）。

②传入纤维为来自脊髓、脑桥核和脑干网状结构等处的兴奋性苔藓纤维，其纤维终末形成玫瑰结，与颗粒细胞的树突和 Golgi Ⅱ型细胞的轴突终末共同构成小脑小球。

③颗粒细胞是兴奋性中间神经元，其轴突进入分子层，成 T 形分叉，沿小脑叶片的长轴分布形成平行纤维。

（2）梨状细胞层

①由排列整齐的单层梨状细胞构成。

②梨状细胞的树突分支还接受来自于延髓下橄榄核的另一种兴奋性纤维攀缘纤维和小脑分子层的两种抑制性神经元——篮细胞和星形细胞的轴突终末。

③梨状细胞的轴突是小脑皮质的唯一传出纤维。

④向深部穿过颗粒层进入小脑髓质，大部分止于小脑核，少数直接出小脑止于前庭神经核，发挥抑制功能。

（3）分子层：主要成分是稀疏分布的少量神经元以及大量的梨状细胞的树突、颗粒细胞轴突形成的平行纤维和攀缘纤维。神经元主要是篮细胞和星形细胞，该两种细胞的轴突与梨状细胞的树突形成抑制性突触。

2. 小脑核

（1）位于小脑内部，埋于小脑髓质内。

（2）共有 4 对，由内侧向外侧依次为顶核、球状核、栓状核和齿状核。

（3）顶核位于第四脑室顶的上方，小脑蚓的白质内，属于原小脑；齿状核位于小脑半球的白质内，属于新小脑。

3. 小脑髓质 由 3 类纤维构成。

（1）小脑皮质与小脑核之间的往返纤维。

（2）小脑叶片间或小脑各叶之间的联络纤维。

（3）小脑的传入和传出纤维。

传入和传出纤维组成小脑上、中、下脚三对脚。

小脑脚	又称	位置	传入纤维	传出纤维
小脑下脚	绳状体	连于小脑和延髓、脊髓之间	起于前庭神经、前庭神经核、延髓下橄榄核、延髓网状结构进入小脑的纤维；脊髓小脑后束及楔小脑束的纤维	发自绒球和部分小脑蚓部皮质，止于前庭神经核的小脑前庭纤维；起于顶核，止于延髓的顶核延髓束纤维
小脑中脚	脑桥臂	位于最外侧，连于小脑和脑桥之间	主要成分为小脑传入纤维，绝大部分为对侧脑桥核发出的脑桥小脑纤维	非常稀少，为小脑至脑桥的纤维

续表

小脑脚	又称	位置	传入纤维	传出纤维
小脑上脚	结合臂	连于小脑和中脑之间	主要有脊髓小脑前束、三叉小脑束及起自顶盖和红核的顶盖小脑束、红核小脑束等	主要起自小脑中央核，止于对侧红核和背侧丘脑

（三）小脑的纤维联系和功能

小脑	传入纤维	传入纤维	作用
原小脑（前庭小脑）	受同侧前庭神经初级平衡觉纤维和前庭神经核经小脑下脚的传入纤维	经顶核中继或直接经小脑下脚终止于同侧前庭神经核和网状结构，在此中继后发出前庭脊髓束和内侧纵束，至脊髓前角运动细胞和脑干的眼外肌运动核	控制躯干肌运动，协调眼球运动及维持身体平衡
旧小脑（脊髓小脑）	脊髓小脑前、后束	至顶核和中间核中继后发出纤维影响脊髓前角运动细胞	调节肌张力
新小脑（大脑小脑）	皮质脑桥束在脑桥核中继后经小脑中脚传入的纤维	在齿状核中继后投射到大脑皮质躯体运动区，最后经皮质脊髓束下行至脊髓	调控骨骼肌的随意、精细运动

（四）小脑损伤的临床表现

1. 小脑的损伤不会引起随意运动丧失（瘫痪）。

2. 一侧小脑半球和小脑丘脑纤维在交叉前损伤时，运动障碍出现在同侧。

3. 小脑损伤的典型体征

（1）平衡失调：走路时两腿间距过宽，东摇西摆，状如醉汉。

（2）共济失调：运动时有控制速度、力量和距离上的障碍，如不能闭眼指鼻、不能做快速的轮替动作等。

（3）意向性震颤：肢体运动时，产生不随意的有节奏地摆动，越接近目标时越加剧。

（4）眼球震颤：表现为眼球非自主地有节奏的摆动。

（5）肌张力低下：主要为旧小脑损伤所致。

三、间脑

间脑位于脑干与端脑之间，连接大脑半球和中脑。其中间有第三脑室，分隔间脑的左右部分。

（一）背侧丘脑

在水平面上呈"Y"形的内髓板将背侧丘脑大致分为三大核群：前核群、内侧核群和外侧核群。

外侧核群分为背侧组和腹侧组，背侧组从前向后分为背外侧核、后外侧核及枕核。腹侧组由前向后分为腹前核、腹外侧核（腹中间核）和腹后核。

1. 非特异性投射核团（古丘脑）

（1）背侧丘脑内进化上比较古老的部分，包括中线核、板内核和网状核。

（2）主要接受嗅脑、脑干网状结构的传入纤维。网状结构上行纤维经这些核团转接，弥散地投射到大脑皮质广泛区域构成上行网状激动系统，维持机体的清醒状态。

2. 特异性中继核团（旧丘脑）

（1）背侧丘脑内进化中较新的丘脑核群。包括腹前核、腹外侧核、腹后核。

（2）主要功能是充当脊髓或脑干等的特异性上行传导系统的转接核，由这些核发出纤维将不同的感觉及与运动有关的信息转送到大脑的特定区，产生具有意识的感觉或调节躯体运动。

（3）腹前核和腹外侧核转接小脑齿状核、苍白球、黑质的传入纤维，发出纤维投射至躯体运动中枢，调节躯体运动。

（4）腹后核包括腹后内侧核和腹后外侧核。前者接受三叉丘系和由孤束核发出的味觉纤维，后者接受内侧丘系和脊髓丘系的纤维。腹后核发出纤维投射至大脑皮质中央后回的躯体感觉中枢。

（5）上述腹后核的传入和传出纤维均有严格定位关系。

3. 联络性核团（新丘脑）

（1）背侧丘脑内进化上最新的部分，包括前核、内侧核和外侧核的背侧组。

（2）此类核团接受广泛的传入纤维，尤其是与大脑皮质形成丰富的纤维联系。

（3）功能上与脑的高级神经活动如情感、学习与记忆等有关。

（二）后丘脑

后丘脑位于背侧丘脑的后下方，包括内侧膝状体和外侧膝状体。

1. 内侧膝状体　接受来自下丘臂的听觉传导通路的纤维，发出纤维至颞叶的听觉中枢。

2. 外侧膝状体　接受视束的传入纤维，发出纤维至枕叶的视觉中枢。

（三）上丘脑

上丘脑位于间脑的背侧部与中脑顶盖前区相移行的部分，

包括松果体、缰连合、缰三角、丘脑髓纹和后连合。

（四）底丘脑

（1）位于间脑与中脑的过渡区，位于背侧丘脑与内囊下部之间。

（2）底丘脑核与苍白球同源，是锥体外系的重要结构，其主要功能是对苍白球起抑制作用，一侧病变可致半身颤搐。

（五）下丘脑

1. 下丘脑的外形和分区

（1）位于背侧丘脑的前下方，组成第三脑室侧壁的下份和底壁。

（2）后上方借下丘脑沟与背侧丘脑分界，前端达室间孔，后端与中脑被盖相续。

（3）下面最前部是视交叉和终板。

（4）下丘脑从前至后分为4区，即视前区、视上区、结节区和乳头体区。由内向外分为三带：室周带（位于第三脑室室管膜下的薄层灰质）、内侧带和外侧带（以穿窿柱和乳头丘脑束分界）。

（5）视前区位于终板与前连合和视交叉连线之间，内有视前核。

（6）视上区位于视交叉上方，有视交叉上核、室旁核和视上核。

（7）结节区位于漏斗上方，有漏斗核、腹内侧核和背内侧核。

（8）乳头体区包括乳头体及其背侧灰质，核团有乳头体核和下丘脑后核。

2. 下丘脑的纤维联系

（1）**与垂体的联系** 下丘脑的神经元产生激素，沿轴突送至垂体后叶（神经垂体）或送至正中隆起，后者再通过其垂体门静脉送至垂体前叶（腺垂体）。

（2）与边缘系统的联系

①通过穹隆将海马结构和乳头体核相联系。

②经前脑内侧束将隔区、下丘脑（横贯下丘脑外侧区）和中脑被盖相联系；借终纹将隔区、下丘脑和杏仁体相联系。

（3）与丘脑、脑干和脊髓的联系：分别通过乳头丘脑束、乳头被盖束、背侧纵束、下丘脑脊髓束与丘脑前核、中脑被盖、脑干副交感核、脊髓的侧角（交感节前神经元和骶髓的副交感节前神经元）相联系。

3. 下丘脑的功能

（1）下丘脑是神经内分泌中心，它通过与垂体的密切联系，将神经调节和体液调节融为一体，调节机体的内分泌活动。

（2）下丘脑也是皮质下自主神经活动高级中枢，涉及的功能极广泛，对机体进行广泛的调节。

（3）下丘脑还可直接通过血液接受有关信息（如体温、血液成分的变化等）。

（4）下丘脑与边缘系统有密切联系，参与情绪行为的调节，如发怒和防御反应等。

（5）下丘脑与人类昼夜节律有关，具有调节机体昼夜节律的功能。

（6）下丘脑参与摄食行为的调节。

四、端脑

（一）端脑的外形和分叶

1. 主要的沟和裂　大脑半球成起伏不平的外表，凹陷处成沟，隆起为大脑回。左右大脑半球之间为纵行的大脑纵裂，纵裂的底为胼胝体。大脑和小脑之间为大脑横裂。

2. 大脑半球分叶

（1）每个半球分为上外侧面、内侧面和下面。

（2）半球内有 3 条恒定的沟，外侧沟、中央沟和顶枕沟，将每侧大脑半球分为 5 叶，分别为额、顶、枕、颞叶及岛叶。

①额叶：外侧沟上方和中央沟以前的部分。

②颞叶：外侧沟以下的部分。

③枕叶：位于半球后部，内侧面前界为顶枕沟，在上外侧面的界限是顶枕沟至枕前切迹（在枕叶后端前方约 4cm 处）的连线。

④顶叶：外侧沟上方，中央沟后方，枕叶以前的部分。

⑤岛叶：位于外侧沟深面，被额、顶、颞叶所掩盖。

3. 大脑半球上外侧面的沟和回

（1）中央前沟、额上沟和额下沟将额叶分成四个大脑回。

①中央前回：居中央沟和中央前沟之间。

②额上回：居额上沟之上方，沿半球上缘并转至半球内侧面。

③额中回：居额上、下沟之间。

④额下回：居额下沟和外侧沟之间。

（2）在中央沟后方，有与之平行的中央后沟，此沟与中央沟之间为中央后回。

（3）在中央后沟后方有一条与半球上缘平行的顶内沟，顶内沟的上方为顶上小叶，下方为顶下小叶，顶下小叶又分为缘上回和角回。

（4）在外侧沟的下方，有与之平行的颞上沟和颞下沟。颞上沟的上方为颞上回，自颞上回转入外侧沟的下壁后部，有两个颞横回。颞上沟与颞下沟之间为颞中回。颞下沟的下方为颞下回。

4. 大脑半球内侧面的沟和回

（1）在半球的内侧面，中央前、后回自背外侧面延伸到内侧面的部分为中央旁小叶。

（2）胼胝体：由连接左、右大脑半球的纤维构成，自前向后分为胼胝体的嘴、膝、干、压部。

①穹隆：胼胝体下方的弓形纤维束，两者间有透明隔。

②胼胝体后下方，有呈弓形的距状沟，向后至枕叶后端，中部与顶枕沟相连。

③距状沟与顶枕沟之间称楔叶，距状沟下方为舌回。

④胼胝体沟：绕过胼胝体后方，向前移行于海马沟。

⑤扣带沟：位于胼胝体沟上方，与之平行。扣带沟与胼胝体沟之间为扣带回。

5. 大脑半球下面的沟和回

（1）额叶内有纵行的沟，称嗅束沟，内含嗅束，其前端膨大为嗅球，嗅球与嗅神经相连。

（2）嗅束向后扩大为嗅三角，其与视束之间为前穿质，内有许多小血管穿入脑实质内。

（3）颞叶下面与半球下缘平行的枕颞沟。在此沟内侧与之平行的侧副沟。侧副沟的内侧为海马旁回。

（4）侧副沟与枕颞沟间为枕颞内侧回，枕颞沟的外侧为枕颞外侧回。

（5）海马旁回的内侧为海马沟，其上方有呈锯齿状的窄条皮质，称齿状回。

（6）从侧脑室内面看，在齿状回的外侧，侧脑室下角底壁上的弓形隆起，称海马。

（7）海马和齿状回构成海马结构。

6. 边缘叶

（1）边缘叶是根据进化和功能区分的。

（2）由大脑半球的内侧面环绕胼胝体周围和侧脑室下角底壁的结构，包括隔区（胼胝体下区和终板旁回）、扣带

回、海马旁回、海马和齿状回等，加上岛叶前部、颞极共同
构成。

（二）大脑皮质功能定位

大脑皮质上有机体各种功能活动的最高中枢。

除了一些具有特定功能的中枢外，还存在着广泛的脑区，
它们不局限于某种功能，而是完成高级的神经精神活动，称为
联络区，联络区在高等动物显著增加。

1. 第Ⅰ躯体运动区 位于中央前回和中央旁小叶前部（4
区和6区），该中枢对骨骼肌运动的管理有局部定位关系，其特
点为：①上下颠倒，但头部是正的。②左右交叉，即一侧运动
区支配对侧肢体的运动。但一些与联合运动有关的肌则受两侧
运动区的支配。如眼球外肌、咽喉肌、咀嚼肌等。③身体各部
分投影区的大小与各部形体大小无关，而取决于功能的重要性
和复杂程度。

2. 第Ⅰ躯体感觉区

（1）位于中央后回和中央旁小叶后部（3、1、2区），接受
背侧丘脑腹后核传来的对侧半身痛、温、触、压以及位置和运
动觉。

（2）身体各部代表区的投影和第Ⅰ躯体运动区相似，特点
是：①上下颠倒，但头部是正的；②左右交叉；③身体各部在
该区投射范围的大小取决于该部感觉敏感程度。

（3）在人类还有第Ⅱ躯体运动和第Ⅱ躯体感觉中枢，它们
均位于中央前回和后回下面的岛盖皮质，与对侧上、下肢运动
和双侧躯体感觉有关。

3. 第1视区

（1）位于距状沟上、下方的枕叶皮质，即楔叶和舌回，接
受来自外侧膝状体的纤维。

（2）距状沟上方的视皮质接受上部视网膜来的冲动，下方

的视皮质接受下部视网膜来的冲动，距状沟后 1/3 上、下方接受黄斑区来的冲动。

（4）一侧视区接受双眼同侧半视网膜来的神经冲动。

4. 第 1 听区

（1）在颞横回（41、42 区），接受内侧膝状体来的纤维。

（2）每侧的听觉中枢都接受来自两耳的神经冲动。

5. 平衡觉区　一般认为在中央后回下端，头面部感觉区的附近。

6. 嗅觉区　在海马旁回钩的内侧部及其附近。

7. 味觉区　可能在中央后回下部（43 区），舌和咽的一般感觉区附近。

8. 内脏活动的皮质中枢　一般认为在边缘叶。边缘叶是内脏运动神经功能调节的高级中枢。

9. 语言中枢

（1）运动性语言中枢：在额下回后 1/3 部（44、45 区），又称 Broca 区。如果此中枢受损，患者虽能发音，却不能说出具有意义的语言，称运动性失语症。

（2）书写中枢：在额中回的后部（6～8 区），紧靠中央前回的上肢代表区，特别是手的运动区。此中枢若受损，写字、绘图等精细动作发生障碍，称为失写症。

（3）听觉性语言中枢：在颞上回后部（22 区），它能调整自己的语言和听取、理解别人的语言。此中枢受损后，病者虽能听到别人讲话，但不理解讲话的意思，称感觉性失语症。

（4）视觉性语言中枢（阅读中枢）：在顶下小叶的角回（39 区），靠近视觉中枢。此中枢受损时，虽视觉没有障碍，但不能理解文字符号的意义，称为失读症。

10. 联络区功能

（1）除上述的功能区外，大脑皮质广泛的联络区中，额叶的功能与躯体运动、发音、语言及高级思维运动有关。

（2）顶叶的功能与躯体感觉、味觉、语言等有关。

（3）枕叶与视觉信息的整合有关。

（4）颞叶与听觉、语言和记忆功能有关。

（5）边缘叶与内脏活动有关。

（三）端脑的内部结构

1. 基底核 位于白质内，位置靠近脑底。

（1）纹状体：由尾状核和豆状核组成，其前端互相连接。纹状体是锥体外系的重要组成部分，在调节躯体运动中起重要作用，近年来发现苍白球参与机体的学习记忆功能。

（2）屏状核：位于岛叶皮质与豆状核之间，屏状核与豆状核之间的白质称外囊，屏状核与岛叶皮质之间的白质称最外囊。

（3）杏仁体：为边缘系统的皮质下中枢，与调节内脏活动和情绪的产生有关。

2. 侧脑室

（1）左右各一，延伸至大脑半球的各个叶内。经左、右室间孔与第三脑室相通。

（2）分为四部分：中央部位于顶叶内；前角伸向额叶；后角伸入枕叶，下角伸至颞叶内。

3. 大脑皮质 人类大脑皮质可分为原皮质（海马、齿状回），旧皮质（嗅脑）和新皮质（其余大部分）。

（1）原皮质和旧皮质：如海马可分为三个基本层，分子层、锥体细胞层和多形细胞层。

（2）新皮质的6层结构：第Ⅰ层分子层，第Ⅱ层外颗粒层，第Ⅲ层外锥体细胞层，第Ⅳ层内颗粒层，第Ⅴ层内锥体细胞层和第Ⅵ层多形细胞层。

①分子层：细胞很少，主要由深层细胞树突、轴突或传入纤维与表面平行走向形成，也叫切线神经纤维层。

②外颗粒层：有大量颗粒细胞和小锥体细胞，有髓纤维很少，染色很浅，也叫无纤维层。

③外锥体细胞层：含有大量典型的锥体细胞，分为 2 个亚层，浅层以中型锥体细胞为主，深层含有大型锥体细胞，有髓纤维较少，按纤维分层称纹上层。

④内颗粒层有密集的星状细胞，有髓神经纤维在此层形成致密横行纤维丛，主要由传入纤维水平分支组成，又称外纹层。

⑤内锥体细胞层：由中型和大型锥体细胞、颗粒细胞、上行轴突细胞或马提诺蒂细胞组成，其中一些特大的锥体细胞，称为贝兹（Betz）细胞，其轴突组成锥体束纤维。按纤维分层叫内纹层。

⑥多形细胞层：含大量梭形细胞和少量星形细胞和马提诺蒂细胞。按纤维分层，叫纹下层。

（3）大脑皮质各层内神经元的相互作用方式：①反馈；②同步；③汇聚；④扩散；⑤局部回路。

（四）大脑半球的髓质

大脑半球的髓质主要由联系皮质各部和皮质与皮质下结构的神经纤维组成，分为 3 类。

1. 联络纤维

（1）联系同侧半球内各部分皮质的纤维，其中短纤维联系相邻脑回称弓状纤维。

（2）长纤维联系本侧半球各叶，其中主要的有以下几种。

①钩束：连接额、颞两叶的前部。

②上纵束：连接额、顶、枕、颞四个叶。

③下纵束：连接枕叶和颞叶。

④扣带：连接边缘叶的各部。

2. 连合纤维　连合左右半球皮质的纤维。包括胼胝体、前连合和穹隆连合。

（1）胼胝体：在经胼胝体的水平切面上，可见其纤维向两半球内部前、后、左、右辐射，广泛联系额、顶、枕、颞叶。

（2）前连合：终板上方横过中线的一束连合纤维，主要连接两侧颞叶，有小部分联系两侧嗅球。

（3）穹隆连合：穹隆是由海马至下丘脑乳头体的弓形纤维束。两侧穹隆经胼胝体的下方前行并互相靠近，其中一部分纤维越至对边，连接对侧的海马，称穹隆连合。

3. 投射纤维 由大脑皮质与皮质下各中枢间的上、下行纤维组成。它们大部分经过内囊。

内囊：位于背侧丘脑、尾状核和豆状核之间的白质板。分前肢、膝和后肢3部。

（1）内囊前肢投射纤维：主要有额桥束和丘脑前辐射。

（2）内囊膝的投射纤维：皮质核束。

（3）内囊后肢的投射纤维：经丘脑豆状核的下行纤维束为皮质脊髓束、皮质红核束和顶桥束等束等，上行纤维束是丘脑中央辐射和丘脑后辐射。

（4）内囊损伤广泛时，患者会出现对侧偏身感觉丧失、对侧偏瘫和对侧偏盲的"三偏"症状。

（五）边缘系统

1. 边缘系统 由边缘叶及与其密切相联系的皮质下结构，如杏仁体、隔核、下丘脑、背侧丘脑的前核和中脑被盖的一些结构等共同组成。

2. 海马和齿状回合称为海马结构。在海马结构的传入纤维中，一个重要的来源是海马旁回。海马结构的主要传出纤维是穹隆。

3. 杏仁体 位于侧脑室下角前端和豆状核的腹侧。主要参与内脏及内分泌活动的调节、情绪活动。

4. 隔区 位于胼胝体嘴的下方，包括胼胝体下区和终板旁回。

小结速览

上行传导束
- 薄束和楔束
- 脊髓小脑束
  - 脊髓小脑前束
  - 脊髓小脑后束
- 脊髓丘脑束
  - 脊髓丘脑侧束
  - 脊髓丘脑前束
- 下行传导束
  - 皮质脊髓束
    - 皮质脊髓前束
    - 皮质脊髓侧束
    - 皮质脊髓前外侧束
  - 网状脊髓束
  - 顶盖脊髓束
  - 内侧纵束
- 下丘脑的功能
  - ①神经内分泌的调节
  - ②自主神经的调节
  - ③体温的调节
  - ④摄食行为的调节
  - ⑤昼夜节律的调节
  - ⑥情绪活动的调节
- 大脑皮质躯体运动区和感觉区的共同特点
  - ①上下倒置，但头的投影是正的
  - ②左右交叉
  - ③人体各部在皮质区投影的大小取决于该部功能重要性和敏感性
- 小脑
  - 前庭小脑：维持身体平衡
  - 脊髓小脑：调节肌张力
  - 大脑小脑：协调运动
- 内囊
  - 前肢
  - 膝
  - 后肢

第十八章　周围神经系统

> ● **重点**　臂丛；坐骨神经；12 对脑神经及其功能。
> ○ **难点**　内脏神经系统；各神经的走行及纤维成分。
> ★ **考点**　臂丛主要神经及损伤后表现；主要神经损伤所致畸形。

第一节　概述

1. 通常将周围神经系统分为脑神经、脊神经和内脏神经三部分。

（1）躯体神经分布于身体皮肤和骨骼肌。

（2）内脏神经分布于内脏、心血管、平滑肌和腺体。脑神经共 12 对，脊神经共 31 对。

（3）传入神经（感觉神经），将神经冲动由外周感受器传向中枢神经系统。

（4）传出神经（运动神经），将神经冲动由中枢神经系统传出到达周围的效应器。

（5）自主神经系统（内脏传出神经），专门支配不直接受人主观意志控制的平滑肌和心肌运动及腺体分泌。分为交感神经和副交感神经两部分。

2. 周围神经系统主要由分布于身体各处的神经、神经节、神经丛和神经终末装置等构成。

（1）在周围神经系统中，神经元胞体聚集构成了神经节。

（2）神经节包括脑神经节、脊神经节和内脏运动神经节。

（3）脑神经节连于脑神经，节内为假单极或双极神经元，神经元大小不一，成群聚集。

（4）脊神经节为脊神经后根在椎间孔处的椭圆形膨大，其中含有假单极感觉神经元，其轴突分叉一端为中枢突进入脊髓，另一端为周围突随脊神经分布到感受器。

（5）内脏运动神经节又可以分为交感神经节和副交感神经节。

第二节　脊神经

一、概述

（一）脊神经的构成、分部和纤维分布

1. 脊神经共 31 对，分 5 部分，8 对颈神经，12 对胸神经，5 对腰神经，5 对骶神经和 1 对尾神经。

2. 每对脊神经连于一个脊髓节段，借前根连于脊髓前外侧沟，由运动性神经根丝构成；借后根连于脊髓后外侧沟，后根属感觉性的，两者在椎间孔处合成一条脊神经。

3. 在椎间孔处，脊神经有如下重要毗邻：其前方为椎体及椎间盘，后方为关节突关节和黄韧带。上方为上位椎弓的椎下切迹，下方为下位椎弓的椎上切迹。伴脊神经穿经椎间孔的还有脊髓的动脉、静脉和脊神经的脊膜支。

4. 脊神经为混合性神经，含有 4 种纤维成分。

（1）躯体感觉纤维：将皮肤的浅感觉（痛、温觉等）和肌、腱、关节的深感觉（运动觉、位置觉等）冲动传入中枢。

（2）内脏感觉纤维：将内脏、心血管和腺体的感觉冲动传入中枢。

（3）躯体运动纤维：支配躯干和骨骼肌的随意运动。

（4）内脏运动纤维：发自胸腰段脊髓侧角（**交感神经低级中枢**）或骶副交感核（**副交感神经低级中枢**），分布于内脏、心血管和腺体，支配心肌、平滑肌的运动，控制腺体的分泌。

（二）脊神经的典型分支

脊神经干很短，出椎间孔后立即分为 4 支：前支、后支、脊膜支和交通支。

1. 脊膜支　每条脊膜支都接受来自邻近的灰交通支或来自胸交感干的分支，然后再经椎间孔返入椎管，分成横支、升支和降支，分布于脊髓被膜、血管壁、骨膜、韧带、椎间盘等处。上 3 对颈神经的脊膜支还分布于硬脑膜。

2. 交通支　连于脊神经与交感干。其中发自脊神经连于交感干的为白交通支，多由有髓纤维构成。而发自交感干连于脊神经的称为灰交通支，多由无髓纤维构成。

3. 后支

（1）混合性神经支，较细，经相邻椎骨横突之间或骶后孔向后走行，绕上关节突外侧向后行至相邻横突之间再分为内侧支和外侧支，大部分脊神经后支又都分成肌支分布于项、背、腰、骶和臀部的深层肌；皮支分布于枕、项、背、腰、骶、臀部的皮肤。

（2）某些脊神经后支形成较粗大的神经干，分布范围较大，具有明显的临床意义。

①第 1 颈神经后支较粗大，称枕下神经，分布于椎枕肌。

②第 2 颈神经后支的皮支粗大，称枕大神经，分布枕项部皮肤。

③第 3 颈神经后支的内侧支称为第 3 枕神经，分布于枕下区皮肤。

④第 1～3 腰神经后支的外侧支较粗大，分布于臀上部皮肤，称为臀上皮神经。第 1～3 骶骨神经后支的皮支分布于臀中

区皮肤，称为臀中皮神经。

4. 前支 粗大，为混合性神经支，分布于躯干前外侧和四肢的肌肉及皮肤等。除 12 对胸神经外，其余及脊神经前支形成了 4 个神经丛，即颈丛、臂丛、腰丛和骶丛。

二、颈丛

颈丛由第 1~4 颈神经前支交织构成，包括分布于皮肤的皮支、至深层肌的肌支和与其他神经的交通支。

颈丛的主要分支	走形
枕小神经	沿胸锁乳突肌后缘上行，分布于枕部及耳郭背面上部的皮肤
耳大神经	沿胸锁乳突肌表面向耳垂方向上行，分布于耳郭及附近皮肤
颈横神经	发出后横跨胸锁乳突肌表面向前行，分布至颈前部皮肤。常与面神经之间有交通支
锁骨上神经	有 2~4 支，分布于颈侧区、胸壁上部和肩部的皮肤
膈神经	经前斜角肌前面降至该肌内侧，在锁骨下动、静脉之间经胸廓上口进入胸腔，与心包膈血管伴行，经肺根前方，在纵隔胸膜与心包之间下行，于膈中心腱附近穿入膈肌

（1）膈神经中的运动纤维支配膈肌，感觉纤维分布于胸膜、心包及膈下面的部分腹膜。一般认为右膈神经的感觉纤维尚分布到肝、胆囊和肝外胆道的浆膜。

（2）副膈神经：出现率约为 48%，常见于一侧，可发自第 4、第 5 或第 6 颈神经，多在膈神经外侧下行，于锁骨下静脉上方或下方加入到膈神经内。

（3）颈丛与其他神经之间还存在一些交通支，包括颈丛与副神经、迷走神经和交感神经之间的交通支等。其中最重要的是颈丛与舌下神经之间的交通联系。

三、臂丛

（一）臂丛的组成和位置

1. 臂丛由第 5～8 颈神经前支和第 1 胸神经前支大部分纤维组成，经斜角肌间隙穿出，位于锁骨下动脉的后上方，继而经锁骨后方进入腋窝。

2. 臂丛的 5 条脊神经前支反复分支、组合后，最后形成 3 个束。在腋窝内，3 个束分别从内侧、后方、外侧包围腋动脉中段，因而分别称为臂丛内侧束、后束和外侧束。

（二）臂丛的分支

1. 胸长神经（C_5～C_7） 起自神经根，沿胸侧壁前锯肌表面伴随胸外侧动脉下行，分布于前锯肌和乳房。

2. 胸背神经（C_6～C_8） 起自后束，伴肩胛下血管下行，分布至背阔肌。

3. 腋神经（C_5～C_6） 发自臂丛后束，与旋肱后血管伴行，穿过腋窝后壁的四边孔，绕肱骨外科颈至三角肌深面，发出的肌支分布于三角肌和小圆肌；其皮支称为臂外侧上皮神经，分布于肩部、臂外侧区上部的皮肤。

4. 肌皮神经（C_5～C_7） 发出肌支分布于喙肱肌、肱二头肌和肱肌。其皮支称为前臂外侧皮神经，分布于前臂外侧皮肤。

5. 正中神经（C_6～T_1）

（1）由分别发自臂丛内、外侧束的内、外侧两根汇合而成，两根夹持腋动脉汇合成正中神经干，至肘窝，继而在前臂正中下行，进入腕管，在掌腱膜深面到达手掌。

（2）正中神经在臂部一般无分支。

（3）在肘部及前臂部发出许多肌支，分布除肱桡肌、尺侧腕屈肌和指深屈肌尺侧半以外的所有前臂屈肌和旋前肌。

（4）在手区，正中神经发出数条指掌侧总神经，每一条指掌侧总神经下行至掌骨头附近又分为两支指掌侧固有神经，后者沿手指的相对缘行至指尖。

（5）正中神经在手部的分布可概括为：运动纤维支配第1、2蚓状肌和鱼际肌（拇收肌除外）；感觉纤维则分布于桡侧半手掌、桡侧三个半手指掌面皮肤及其中节和远节指背皮肤。

6. 尺神经（C_8、T_1）

（1）发自臂丛内侧束。

（2）尺神经在臂部未发分支，在前臂上部分支分布尺侧腕屈肌和指深屈肌尺侧半。

（3）发出手背支分布于手背尺侧半和小指、环指尺侧1/2手指背侧皮肤。

（4）浅支分布于小鱼际、小指和环指尺侧半掌面皮肤。深支分布于小鱼际肌、拇收肌、骨间掌侧肌、骨间背侧肌及第3、4蚓状肌。

（5）尺神经损伤后，出现"爪形手"。手掌、手背内侧缘皮肤感觉丧失。

7. 桡神经（$C_5 \sim T_1$）

（1）是臂丛后束发出的神经分支。

（2）桡神经在臂部发出3个皮支。臂后皮神经，分布于臂后区皮肤；臂外侧下皮神经，分布于臂下外侧部皮肤；前臂后皮神经，分布于前臂后面皮肤。

（3）肌支分布于肱三头肌、肘肌、肱桡肌和桡侧腕长伸肌。

（4）关节支分布于肘关节。

（5）桡神经浅支为终支之一，属于皮支，至手背区分成 4~5 支指背神经分布于手背桡侧半和桡侧 1/2 手指近节背面的皮肤及关节。

（6）桡神经深支也称骨间后神经，主要为肌支，穿过旋后肌至前臂后面，在前臂浅、深层伸肌之间下行达腕关节背面，沿途发出分支分布于前臂伸肌、桡尺远侧关节、腕关节和掌骨间关节。

臂丛的主要神经及其组成、分布和损伤后表现

神经	组成	分布	损伤后表现
胸长神经	$C_5 \sim C_7$	支配前锯肌	"翼状肩"
肌皮神经	$C_5 \sim C_7$	支配喙肱肌、肱二头肌和肱肌	不能屈肘
胸背神经	$C_6 \sim C_8$	支配背阔肌	背阔肌瘫痪
正中神经	$C_5 \sim T_1$	运动纤维支配大部分的前臂前群肌和部分手肌；感觉纤维分布于手掌桡侧 2/3、桡侧 3 个半手指掌面和中、远节背面的皮肤	"猿手"。运动障碍：屈腕能力减弱，前臂不能旋前，拇、示和中指不能屈曲，拇指不能做对掌运动。感觉障碍：以拇、示、中指末节皮肤最明显
腋神经	$C_5 \sim C_6$	肌支支配三角肌和小圆肌，皮支分布于肩部和臂外侧上部的皮肤	"方形肩"。运动障碍：臂不能外展，患者不能做梳头、戴帽等动作。感觉障碍：三角肌区皮肤感觉丧失

神经	组成	分布	损伤后表现
桡神经	$C_5 \sim T_1$	运动纤维支配上肢背侧的肌肉；感觉纤维分布于上肢背侧皮肤，手背桡侧半皮肤和桡侧两个半手指近节背面的皮肤	肘关节屈曲，前臂旋前，腕部呈"垂腕"状态。运动障碍：不能伸肘、腕和指，拇指不能外展，前臂旋后功能减弱。感觉障碍：以第1、2掌骨间隙背面的"虎口区"皮肤最明显
尺神经	$C_7 \sim T_1$	运动纤维支配尺侧腕屈肌、指深屈肌尺侧半和部分手肌；其感觉纤维分布于手掌尺侧1/3、尺侧1个半手指掌面和手背尺侧2个半指的皮肤	"爪形手"。运动障碍：屈腕能力减弱，拇指不能内收，其他各指不能内收和外展，第4、5指末节不能屈曲。感觉障碍：以手内侧缘皮肤最明显

8. 除上述分支外，臂丛尚有以下分支

臂丛分支	起自	支配
肩胛背神经（C_4、C_5）	神经根	菱形肌和肩胛提肌
肩胛上神经（C_5、C_6）	臂丛的上部	冈上肌、冈下肌和肩关节
肩胛下神经（$C_5 \sim C_7$）	臂丛后束	肩胛下肌及大圆肌

臂丛分支	起自	支配
胸内侧神经 （C_8、T_1）	臂丛内侧束	胸小肌，部分纤维穿出该肌或在其下缘分布于胸大肌
胸外侧神经 （$C_5 \sim C_7$）	臂丛外侧束	胸小肌
臂内侧皮神经 （C_8、T_1）	臂丛内侧束	臂内侧、臂前面的皮肤
前臂内侧皮神经 （$C_8 \sim T_1$）	臂丛内侧束	前臂内侧区前、后面的皮肤，最远至腕部

四、胸神经前支

胸神经前支共 12 对，第 1 ~ 11 对均位于相应肋间隙中，称肋间神经，第 12 对胸神经前支位于第 12 肋下方，名肋下神经。

1. 肋间神经

（1）在肋间内、外肌之间，肋间血管的下方，沿肋沟前行至腋前线附近离开肋骨下缘，完全行于肋间隙之间。

（2）上 6 对肋间神经的肌支分布肋间肌、上后锯肌和胸横肌。其皮支有两类。外侧皮支分成前、后两支分布于胸侧壁和肩胛区皮肤；前皮支分布于胸前壁皮肤。

（3）第 2 肋间神经的外侧皮支称肋间臂神经，分布于臂上部内侧面皮肤。

（4）第 7 至第 11 肋间神经及肋下神经沿相应肋间隙逐渐向前下行于腹横肌与腹内斜肌之间，在腹直肌外缘进入腹直肌鞘，分布于腹直肌。

（5）下 5 对肋间神经发出的肌支分布于肋间肌及腹肌前外

侧群。

（6）肋间神经的外侧皮支和前皮支除分布至胸腹部皮肤外，还分布到胸、腹膜的壁层。

2. 胸神经前支的节段性分布　T_2分布区相当胸骨角平面，T_4相当乳头平面，T_6相当剑突平面，T_8相当两侧肋弓重点连线的平面，T_{10}相当脐平面，T_{12}分布于脐与耻骨联合连线中点平面。

五、腰丛

（一）腰丛的组成

由第12胸神经前支一部分、第1～3腰神经前支及第4腰神经前支的一部分组成。

（二）腰丛的分支

1. 髂腹下神经（T_{12}、L_1）

（1）自腰大肌外侧缘穿出，行于腹内斜肌与腹外斜肌之间，最后约在腹股沟管浅环上方3cm处穿腹外斜肌腱膜达皮下。

（2）肌支分布腹壁诸肌，皮支分布于臀外侧区、腹股沟区及下腹部的皮肤。

2. 髂腹股沟神经（L_1）

（1）自髂腹下神经下方出腰大肌外缘，在腹横肌与腹内斜肌之间前行，穿经腹股沟管，伴精索或子宫圆韧带下行，自腹股管浅环穿出。

（2）其肌支分布于腹壁肌，皮支布于腹股沟部、阴囊或大阴唇的皮肤。

3. 股外侧皮神经（L_2、L_3）　自腰大肌外侧缘穿出，约在髂前上棘下方5～6cm处穿出深筋膜分布大腿前外侧部的皮肤。

4. 股神经（L_2～L_4）　自腰大肌外缘穿出，在腰大肌与髂肌之间下行，进入股三角区分为数支。

（1）肌支分布于髂肌、耻骨肌、股四头肌和缝匠肌。

（2）皮支有数条前皮支分布于大腿及膝关节前面的皮肤。

最长的皮支为隐神经，伴随股动脉进入收肌管下行，浅出至皮下后，伴大隐静脉沿小腿内侧面下行至足内侧缘，沿途分布于髌下、小腿内侧面及足内侧缘皮肤。另外，股神经也有分支分布于膝关节和股动脉。

5. 闭孔神经（L_2～L_4）

（1）自腰大肌外侧缘穿出，贴盆腔侧壁前行，穿闭膜管分前、后两支，分别经短收肌前、后面下行进入大腿区。

（2）肌支支配闭孔外肌，长、短、大收肌和股薄肌，也常发出分支分布于耻骨肌。

（3）皮支分布于大腿内侧面皮肤。

（4）闭孔神经也发出细支分布于髋、膝关节。

6. 生殖股神经（L_1、L_2） 在腹股沟韧带上方分成生殖支和股支。生殖支于腹股沟管深环处进入该管，分布于提睾肌和阴囊（或随子宫圆韧带分布于大阴唇）。股支分布于股三角部的皮肤。

腰丛的主要神经及其组成、分布和损伤后表现

神经	组成	分布和损伤后表现
股神经	L_2～L_4	损伤主要表现为：因大腿前肌群萎缩而大腿变细，髌骨突出；行走时抬腿困难，不能伸小腿，膝反射消失；感觉障碍主要见于大腿前面和小腿内侧面皮肤
髂腹下神经	T_{12}～L_1	分布于腹股沟区的肌和皮肤
髂腹股沟神经	L_1	

神经	组成	分布和损伤后表现
闭孔神经	$L_2 \sim L_4$	损伤主要表现为：大腿内收能力减弱，仰卧时患肢不能置于健侧大腿之上；走路时患肢向外侧摆动；大腿内侧皮肤感觉障碍
生殖股神经	L_1、L_2	肌支入腹股沟管支配提睾肌，皮支分布于阴囊（大阴唇）及其附近的大腿部皮肤

六、骶丛

（一）骶丛的组成和位置

由第4腰神经前支余部和第5腰神经前支合成的腰骶干及全部骶神经和尾神经前支组成，是全身最大的脊神经丛。

（二）骶丛的分支

骶丛发出的分支可分为两大类，短距离走行的直接分布于邻近的盆壁肌，如梨状肌、闭孔内肌和股方肌等；长的分支分布于臀部、会阴、股后部、小腿和足部的肌群及皮肤。后一类分支包括：

1. 臀上神经（L_4、L_5、S_1） 伴臀上血管经梨状肌上孔出盆腔，行于臀中、小肌之间，分上、下两支，分布于臀中、小肌和阔筋膜张肌。

2. 臀下神经（L_5、S_1、S_2） 伴臀下血管经梨状肌下孔出盆腔，行于臀大肌深面，分布于臀大肌。

3. 股后皮神经（$S_1 \sim S_3$） 穿梨状肌下孔出盆腔，分布于臀区、股后区和腘窝处的皮肤。

4. 阴部神经（$S_2 \sim S_4$） 伴阴部内血管出梨状肌下孔，贴于坐骨肛门窝外侧壁表面前行，分支分布于会阴部、外生殖器的肌肉和皮肤。

5. 坐骨神经 (L₄、L₅、S₁ ~ S₃) 是全身最粗大、最长的神经，在腘窝上方分为胫神经和腓总神经两大终支。在股后区发出肌支分布于股二头肌、半腱肌和半膜肌，同时发出分支分布于髋关节。

(1) 胫神经

①坐骨神经本干的直接延续，在小腿后区比目鱼肌深面伴胫后血管下行，经内踝后方屈肌支持带深面的踝管处分成两终支，足底内侧神经和足底外侧神经，进入足底区。

②胫神经在腘窝及小腿后区发出分支分布于小腿后群诸肌，小腿后面皮肤和膝关节、踝关节。

③足底内侧神经分布于足底内侧群肌，足底内侧半及内侧三个半足趾跖面皮肤；足底外侧神经分支分布于足底中间群和外侧群肌，以及足底外侧半和外侧一个半足趾跖侧的皮肤。

④胫神经损伤后主要表现为小腿后群肌无力，足不能跖屈，不能以足尖站立，内翻力弱，足底皮肤感觉障碍明显。出现所谓"钩状足"畸形。

(2) 腓总神经

①沿腘窝上外侧界的股二头肌腱内侧走行，绕过腓骨颈向前，穿过腓骨长肌，分为腓浅神经和腓深神经。

②腓浅神经：在腓骨长、短肌与趾长伸肌之间下行，沿途分支分布于腓骨长、短肌；在小腿中下 1/3 交界处浅出成为皮支，分布于小腿外侧、足背和第 2 ~ 5 趾背的皮肤。

③腓深神经：伴随胫前血管下行于小腿前群肌之间，经踝关节前方达足背。分布于小腿前群肌、足背肌和第 1、2 趾相对缘的皮肤。

④腓总神经绕行腓骨颈处位置表浅，受损伤后，足不能背屈，趾不能伸，足下垂且内翻，呈"马蹄"内翻足畸形。小腿

前外侧及足背感觉障碍明显。

【总结】

神经损伤导致的畸形：正中神经——猿手；腋神经——方形肩；桡神经——垂腕；尺神经——爪形手；胸长神经——翼状肩；胫神经——钩状足；腓总神经——马蹄内翻足。

第三节　脑神经

一、嗅神经

1. 成分　特殊内脏感觉纤维。

2. 走行　由上鼻甲和鼻中隔上部黏膜内的嗅细胞中枢突聚集而成 20 多条嗅丝，穿过筛孔入颅前窝连于嗅球。

3. 功能　传导嗅觉。

4. 临床相关　颅前窝骨折累及筛板时，可撕脱嗅丝和脑膜，造成嗅觉障碍，甚至脑脊液也可流入鼻腔。

二、视神经

1. 成分　特殊躯体感觉纤维。

2. 走行　视网膜节细胞的轴突，在视神经盘处聚集，穿过巩膜筛板后形成视神经，行向后内穿经视神经管入颅中窝，移行于间脑的视交叉。

3. 功能　传导视觉。

4. 临床相关　颅内压增高时，压力可经蛛网膜下隙传至视神经，常出现视神经盘水肿。

三、动眼神经

1. 成分　一般躯体运动、一般内脏运动两种纤维。

2. 走行

（1）一般躯体运动纤维起于中脑动眼神经核，一般内脏运动纤维起于中脑的动眼神经副核。

（2）两种纤维合并成动眼神经后，自中脑腹侧脚间窝出脑，紧贴小脑幕切迹缘和后床突侧面前行，穿行于海绵窦外侧壁上部，再经眶上裂入眶，分成上、下两支。

（3）上支细小，分布于上睑提肌和上直肌；下支粗大，支配下直肌、内直肌和下斜肌。

（4）动眼神经中的内脏运动纤维（副交感）由下斜肌支单独以小支分出，称睫状神经节短根，进入睫状神经节交换神经元，节后纤维进入眼球，分布于睫状肌和瞳孔括约肌，参与调节反射和瞳孔对光反射。

（5）睫状神经节为副交感神经节，位于视神经与外直肌后份之间，有感觉、交感、副交感3种神经根。

①副交感根，即睫状神经节短根，来自动眼神经中的内脏运动纤维在此节交换神经元。自节内神经细胞发出的节后纤维加入睫短神经进入眼球。

②交感根，来自颈内动脉丛，穿过神经节加入睫状短神经，进入眼球后支配瞳孔开大肌和眼球血管。

③感觉根，来自鼻睫神经，穿过神经节随睫状短神经入眼球，传导眼球的一般感觉。

3. 主要功能

（1）支配上睑提肌、内直肌、上直肌、下直肌、下斜肌（即除上斜肌、外直肌以外的眼外肌）。

（2）支配瞳孔括约肌和睫状肌。

4. 临床相关 动眼神经受损可致上睑提肌、上直肌、内直肌、下直肌、下斜肌瘫痪，并伴上睑下垂、瞳孔斜向外下方及瞳孔扩大，对光反射消失等。

四、滑车神经

1. 成分 一般躯体运动性纤维。

2. 走行 起于中脑下丘平面对侧的滑车神经核,自中脑背侧下丘下方出脑,绕过大脑脚外侧前行,穿经海绵窦外侧壁向前,经眶上裂入眶,越过上直肌和上睑提肌向前内侧行,支配上斜肌。

3. 功能 支配上斜肌。

4. 临床相关 损伤后眼球向外下斜视不能。

五、三叉神经

1. 成分 混合性脑神经,含一般躯体感觉和特殊内脏运动两种纤维。

2. 走行

(1) 特殊内脏运动纤维起于脑桥中段的三叉神经运动核,组成三叉神经运动根,由脑桥基底部与小脑中脚交界处出脑,纤维并入下颌神经,经卵圆孔出颅,随下颌神经分支分布于咀嚼肌等。

(2) 运动根内还含有来自三叉神经中脑核的纤维,传导咀嚼肌和眼外肌的本体感觉。

(3) 一般躯体感觉纤维胞体位于三叉神经节内。

三叉神经节位于颅中窝颞骨岩部尖端前面的三叉神经压迹处,由假单极神经元组成,其中枢突集中构成了粗大的三叉神经感觉根,自脑桥基底部与小脑中脚交界处入脑,传导痛温觉的纤维主要终止于三叉神经脊束核;传导触觉的纤维主要终止于三叉神经脑桥核。

(4) 三叉神经节细胞的周围突组成三叉神经三大分支,即眼神经、上颌神经、下颌神经。分支分布于面部皮肤、眼及眶内、口腔、鼻腔、鼻旁窦的黏膜、牙齿、脑膜等，传导痛、温、触等浅感觉。

1) 眼神经：仅含躯体感觉纤维，自三叉神经节发出后，穿经海绵窦外侧壁，伴行于动眼神经、滑车神经的下方，经眶上裂入眶，分布于眶内、眼球、泪器、结膜、硬脑膜、部分鼻和鼻旁窦黏膜、额顶部及上睑和鼻背部的皮肤。眼神经分支如下：

①额神经：较粗大，在眶顶骨膜与上睑提肌之间前行，分2~3支，其中经眶上切迹伴眶上血管穿出者，称眶上神经，分布于额顶、上睑部皮肤。另一支向内前经滑车上方出眶，称滑车上神经，分布于鼻背及内眦附近皮肤。

②泪腺神经：细小，沿眶外侧壁、外直肌上方行向前外，分支分布于泪腺、上睑、外眦部皮肤，传导上述区域和泪腺的感觉。来自面神经的副交感神经纤维加入泪腺神经，控制泪腺分泌。

③鼻睫神经：在上直肌和视神经之间向前内行达眶内侧壁，发出滑车下神经行于上斜肌下方，在滑车下出眶，分布于鼻背、眼睑皮肤及泪囊；发出筛前、筛后神经分布于筛窦、鼻腔黏膜及硬脑膜；发出睫状长神经在眼球后穿入眼球，分布于角膜、睫状体、虹膜等；并有分支至睫状神经节，构成其感觉根。

2) 上颌神经：含一般躯体感觉纤维，经海绵窦外侧壁，穿圆孔出颅，进入翼腭窝上部，继续前行经眶下裂入眶，改名为眶下神经。上颌神经主要分布于上颌牙和牙龈、口腔顶和鼻腔及上颌窦黏膜、部分硬脑膜及睑裂与口裂之间的皮肤，接受其感觉。主要分支如下。

①眶下神经：上颌神经主干的终末支，经眶下裂入眶，贴眶下壁向前，经眶下沟、眶下管出眶下孔分数支，分布于下睑、鼻翼、上唇的皮肤和黏膜。

②上牙槽神经：自翼腭窝内的上颌神经本干发出上牙槽后

神经，在上颌骨体后方穿入骨质；与上牙槽中、前支在上颌骨内相互吻合形成上牙槽神经丛，由丛发出分支分布于上颌牙、牙龈及上颌窦黏膜。

③颧神经：细小，在翼腭窝处分出，经眶下裂入眶后分两支，穿过眶外侧壁分布于颧、颞部皮肤。来自面神经的副交感神经节后纤维经其至泪腺神经，控制泪腺分泌。

④翼腭神经（神经节支）为 2~3 条细小神经，始于上颌神经行至翼腭窝处，向下连于翼腭神经节（副交感神经节），穿过神经节后分布于腭、鼻腔的黏膜及腭扁桃体，传导这些区域的感觉冲动。

3）下颌神经：含一般躯体感觉及含特殊内脏运动两种纤维。自卵圆孔出颅后分为数支。其运动纤维支配咀嚼肌、鼓膜张肌、腭帆张肌、下颌舌骨肌和二腹肌前腹；感觉纤维管理颞部、耳前、口裂以下的皮肤，口腔底和舌前 2/3 黏膜及下颌牙和牙龈的一般感觉，其主要分支如下。

①耳颞神经：与颞浅动脉伴行，分布于颞区、耳屏、外耳道的皮肤，并分支至腮腺。来自舌咽神经的副交感纤维，经耳神经节换神经元后，通过耳颞神经的腮腺支进入腮腺，控制腮腺的分泌。

②颊神经：沿颊肌外面向前下行，分布于颊部皮肤及口腔侧壁黏膜。

③舌神经：含一般躯体感觉纤维，在下颌支内侧下降至口腔底及舌前 2/3 黏膜，传导一般感觉。其行程中还接受面神经的分支鼓索。

④下牙槽神经：为混合性神经，在舌神经后方，穿下颌孔入下颌管，在管内分支组成下牙丛，分支分布于下颌牙及牙龈，其终支自下颌骨颏孔穿出，称颏神经，分布颏部及下唇的皮肤和黏膜。下牙槽神经中的运动纤维支配下颌舌骨肌及二腹肌

前腹。

⑤咀嚼肌神经：属特殊内脏运动纤维，分支有咬肌神经、颞深神经、翼内肌神经、翼外肌神经，分别支配4块咀嚼肌。

3. 主要功能

（1）传导面部痛觉、温觉、触觉。

（2）支配咀嚼肌。

（3）角膜反射通路的传入神经。

4. 临床相关

（1）一侧三叉神经损伤时出现同侧面部皮肤及眼、口和鼻黏膜一般感觉丧失。

（2）角膜反射因角膜感觉丧失而消失。

（3）一侧咀嚼肌瘫痪和萎缩，张口时下颌偏向患侧。

六、展神经

1. 成分　一般躯体运动性纤维。

2. 走行　起于脑桥的展神经核，自延髓脑桥沟中线两侧出脑，前行至颞骨岩部尖端，穿入海绵窦，在窦内沿颈内动脉外下方前行，经眶上裂入眶，支配外直肌。

3. 功能　支配外直肌。

4. 临床相关　展神经损伤可引起外直肌瘫痪，产生内斜视。

七、面神经

1. 成分

成分	走行
特殊内脏运动纤维	起于面神经核，主要支配表情肌的运动

成分	走行
一般内脏运动纤维	起于上泌涎核，在相应的副交感神经节换元后的节后纤维分布于泪腺、下颌下腺、舌下腺及鼻、口腔黏膜的腺体，控制其分泌
特殊内脏感觉纤维	胞体位于膝神经节，周围突分布于舌前 2/3 的味蕾，中枢突终止于孤束核上部
一般躯体感觉纤维	传导耳部皮肤的浅感觉和面肌的本体感觉

2. 走行　面神经连于脑桥延髓沟外侧部，经内耳门、内耳道达内耳道底，穿内耳道底入面神经管，最后从茎乳孔出颅。出茎乳孔后进入腮腺深面，分数支经腮腺前缘穿出。

（1）面神经管内的分支

1）鼓索

①面神经出茎乳孔前的分支，返回鼓室，穿岩鼓裂出鼓室，向前下加入舌神经中。

②鼓索含两种纤维：味觉纤维随舌神经分布于舌前 2/3 的味蕾，传导味觉冲动；副交感神经纤维进入下颌下神经节，换元后分布于下颌下腺和舌下腺，支配腺体分泌。

2）岩大神经：为副交感神经纤维，在翼腭神经节换神经元，节后纤维分布至泪腺、腭及鼻黏膜的腺体。

3）镫骨肌神经：支配鼓室内的镫骨肌。

（2）面神经的颅外分支：面神经出茎乳孔后即发出数小支，支配枕额肌枕腹、耳周围肌、二腹肌后腹和茎突舌骨肌。其主干前行进入腮腺，在腺内组成腮腺丛，由丛发出分支分布于面部诸表情肌，具体分支如下。

1）颞支：常为 3 支，支配额肌、眼轮匝肌等。

2）颧支：3～4 支，支配眼轮匝肌及颧肌。

3）颊支：2～3 支，在腮腺导管上、下方走行，分布至颊肌、口轮匝肌及其他口周围肌。

4）下颌缘支：沿下颌缘向前，分布于下唇诸肌。

5）颈支：在下颌角附近下行于颈阔肌深面，支配该肌。

（3）面神经所含内脏运动纤维有关的副交感神经节有以下 2 对。

1）翼腭神经节：位于翼腭窝上部，有 3 个根。

①副交感根，来自面神经的岩大神经，在节内换元。

②交感根，来自颈内动脉丛的岩深神经。

③感觉根，来自上颌神经的分支翼腭神经。由翼腭神经节发出一些分支分布于泪腺、腭的黏膜，传导黏膜的一般感觉和控制腺体的分泌。

2）下颌下神经节：位于下颌下腺与舌神经之间，也有 3 个根。

①副交感根，来自面神经的鼓索加入下颌神经的舌神经到达此节内交换神经元。

②交感根，来自面动脉的交感丛。

③感觉根，来自下颌神经分出的舌神经。自节发出分支分布于下颌下腺和舌下腺，传导一般感觉和控制腺体分泌。

3. 主要功能

（1）支配面部除咀嚼肌、上睑提肌外的面肌。

（2）支配泪腺、下颌下腺、舌下腺分泌。

（3）传导舌前 2/3 黏膜的味觉。

（4）传导耳部皮肤的躯体感觉和面部肌的本体感觉。

4. 临床相关

（1）面神经管外损伤主要表现为损伤侧表情肌瘫痪，如口角偏向健侧、不能鼓腮；说话时唾液从口角流出；伤侧额纹消失、鼻唇沟变平坦；眼轮匝肌瘫使闭眼困难、角膜反射消失等。

（2）面神经管内损伤同时伤及面神经管段的分支，除上述面肌瘫痪症状外，还出现听觉过敏、舌前 2/3 味觉障碍、泪腺和唾液腺的分泌障碍等症状。

八、前庭蜗神经

1. 成分　特殊感觉性纤维。

2. 走行及功能

（1）前庭神经传导平衡觉。其双极感觉神经元胞体在内耳道底聚集成前庭神经节，其中枢突组成前庭神经，经内耳门入颅，在脑桥小脑三角处，经延髓脑桥沟外侧部入脑，终于前庭神经核群和小脑等部。

（2）蜗神经传导听觉。其双极感觉神经元胞体在耳蜗的蜗轴内聚集成蜗神经节，其中枢突集成蜗神经，经内耳门入颅，伴前庭神经入脑，终于蜗神经前、后核。

九、舌咽神经

1. 舌咽神经为混合性脑神经。含有 5 种纤维成分。

（1）特殊内脏运动纤维起于疑核，支配茎突咽肌。

（2）一般内脏运动纤维起于下泌涎核，在耳神经节内交换神经元后分布于腮腺，支配腮腺分泌。

（3）一般内脏感觉纤维，神经元胞体位于颈静脉孔处的下神经节，周围突分布于咽、舌后 1/3、咽鼓管和鼓室等处黏膜，以及颈动脉窦和颈动脉小球。中枢突终于孤束核下部，传导一般内脏感觉。

（4）特殊内脏感觉纤维，神经元胞体位于颈静脉孔处的下神经节，周围突分布于舌后 1/3 的味蕾，中枢突终止于孤束核上部。

（5）一般躯体感觉纤维，神经元胞体位于舌咽神经上神经节内，周围突分布于耳后皮肤，中枢突入脑后止于三叉神经脊束核。

2. 舌咽神经穿颈静脉孔前部出颅，孔内有上神经节，出孔时又形成下神经节。舌咽神经出颅后主要分支如下。

（1）舌支分布于舌后 1/3 黏膜和味蕾。

（2）咽支为 3~4 条细支，与迷走神经和交感神经交织成丛，分布于咽壁各层，与咽反射直接有关。舌咽神经还发出扁桃体支和茎突咽肌支等。

（3）鼓室神经发自下神经节，参与鼓室丛，分布于鼓室、乳突小房和咽鼓管的黏膜。终支为岩小神经，在耳神经节换元，其节后纤维随耳颞神经，分布于腮腺，司其分泌。

（4）颈动脉窦支分布于颈动脉窦和颈动脉小球。能感受颈动脉窦壁的压力变化和血液内二氧化碳浓度的变化，可反射性地调节机体的血压和呼吸。

3. 耳神经节为副交感神经节，有 4 个根：①副交感根，来自岩小神经，在节内换神经元后，节后纤维随耳颞神经至腮腺，支配腺体分泌；②交感根，来自脑膜中动脉的交感丛；③运动根，起自三叉神经运动核，分布于鼓膜张肌和腭帆张肌；④感觉根，来自耳脑膜中动脉的交感丛。

十、迷走神经

1. 成分 迷走神经是行程最长，分布范围最广的脑神经，含有四种纤维成分。

（1）一般内脏运动纤维：属于副交感节前纤维，随迷走神经分支分布于颈、胸、腹部多个器官，并在器官旁或器官壁内的副交感神经节交换神经元，其节后纤维控制这些器官的平滑肌、心肌和腺体的活动。

（2）特殊内脏运动纤维：支配软腭和咽喉肌。

（3）一般内脏感觉纤维的神经元胞体位于颈静脉孔下方的迷走神经下神经节，周围突随内脏运动纤维分布，中枢突终于孤束核。

（4）一般躯体感觉纤维：分布于硬脑膜、耳郭及外耳道皮肤，传导一般感觉。

2. 走行

（1）迷走神经经颈静脉孔出颅，在此处有膨大的迷走神经上、下神经节。

（2）迷走神经干出颅后行于颈动脉鞘内，至颈根部，左迷走神经构成左肺丛和食管前丛—迷走神经前干；右迷走神经构成右肺丛和食管后丛—迷走神经后干。迷走神经前、后干伴食管一起穿食管裂孔进入腹腔，分支分布于自胃至横结肠的消化管及肝、胰、脾等实质性脏器。

3. 主要分支

（1）颈部的分支

颈部分支	特点
喉上神经	外支细小，含特殊内脏运动纤维，支配环甲肌；内支为感觉支，分布于会厌、舌根及声门裂以上的喉黏膜，传导一般内脏感觉
颈心支	有颈上心支和颈下心支。构成心丛，调节心脏活动。上支有一分支称主动脉（减压）神经，分布于主动脉弓壁内，感受血压变化和化学刺激
耳支	发自上神经节，含躯体感觉纤维，分布于耳郭后面及外耳道的皮肤

续表

颈部分支	特点
咽支	起于下神经节，含一般内脏感觉和特殊内脏运动纤维，构成咽丛，分布于咽缩肌、软腭的肌肉及咽部黏膜
脑膜支	发自上神经节，分布于颅后窝硬脑膜，传导一般躯体感觉冲动

（2）胸部的分支

1）喉返神经

①左、右喉返神经的起始和行程有所不同。

②右喉返神经勾绕右锁骨下动脉上行，返回颈部。

③左喉返神经勾绕主动脉弓下后方上行，返回颈部。

④左、右喉返神经均走行于两侧气管与食管之间的沟内，终支称喉下神经，在甲状腺两侧叶深面进入喉内，分布于声门裂以下喉黏膜及除环甲肌外的所有喉肌，为喉肌的主要运动神经。

2）支气管支、食管支：为一些细小分支，分别加入肺丛和食管丛，然后再发出分支至气管、食管和胸膜，传导这些器官的内脏感觉和控制这些器官的平滑肌的运动及腺体的分泌。

（3）腹部的分支　全部由一般内脏运动（副交感）纤维和一般内脏感觉纤维构成。

胃前支	分布于胃前壁，其终支以"鸦爪"形分支分布于幽门部前壁
肝支	构成肝丛，随肝固有动脉分支分布于肝、胆囊等处
胃后支	胃后支于胃后面与胃前支同样分布
腹腔支	至腹腔干附近，与交感神经一起构成腹腔丛，分布于肝、胆、胰、脾、肾及结肠左曲以上的腹部消化管

十一、副神经

1. 成分 副神经是运动性脑神经，含特殊内脏运动纤维。

2. 走形及功能 起自疑核（延髓根）和副神经核（脊髓根），其延髓根加入迷走神经，支配咽喉肌；脊髓经根与延髓根合成副神经经颈静脉孔出颅，终支支配胸锁乳突肌和斜方肌。

3. 临床联系 副神经脊髓根损伤时，由于胸锁乳突肌和斜方肌的瘫痪，患者头部会出现头不能向患侧侧屈，也不能使面部转向对侧以及患侧肩胛骨下垂。

十二、舌下神经

1. 成分 运动性神经，含一般躯体运动纤维

2. 走形及功能 自延髓的舌下神经核发出，经舌下神经管出颅，支配全部舌内肌和大部分舌外肌。

3. 临床联系 一侧舌下神经完全损伤时，患侧半舌肌瘫痪，伸舌时舌尖偏向患侧；舌肌瘫痪时间过长时，则造成舌肌萎缩。

脑神经的分类及其性质、损伤后的表现

纤维成分	脑神经		性质	出入颅腔的位置	损伤后表现
感觉性神经	I	嗅神经	特殊内脏感觉	筛孔	嗅觉障碍
	II	视神经	特殊躯体感觉	视神经管	视觉障碍
	VIII	前庭蜗神经	特殊躯体感觉	内耳门	眩晕、眼球震颤等（前庭神经损伤）；听力障碍（蜗神经损伤）

续表

纤维成分	脑神经		性质	出入颅腔的位置	损伤后表现
运动性神经	Ⅲ	动眼神经	躯体运动	眶上裂	眼外斜视，上睑下垂；对光及调节反射消失
	Ⅳ	滑车神经	躯体运动		眼不能外下斜视
	Ⅵ	展神经	躯体运动		眼内斜视
	Ⅺ	副神经	特殊内脏运动	颈静脉孔	一侧胸锁乳突肌瘫痪，头无力转向对侧；斜方肌瘫痪，肩下垂、抬肩无力
	Ⅻ	舌下神经	躯体运动	舌下神经管	舌肌瘫痪、萎缩，伸舌时舌尖偏向患侧
混合性神经	Ⅴ	三叉神经	一般躯体感觉、特殊内脏运动	眼神经——圆孔下颌神经——卵圆孔	感觉障碍（眼神经损伤）；咀嚼肌瘫痪（下颌神经损伤）
	Ⅶ	面神经	特殊内脏感觉、一般内脏运动、特殊内脏运动	内耳门	舌前2/3味觉障碍；分泌障碍；额纹消失、眼不能闭合、口角歪向健侧、鼻唇沟变浅

纤维成分	脑神经		性质	出入颅腔的位置	损伤后表现
混合性神经	IX	舌咽神经	一般躯体感觉、一般内脏感觉、特殊内脏感觉、一般内脏运动、特殊内脏运动	颈静脉孔	咽后与舌后1/3感觉障碍、咽反射消失；舌后1/3味觉丧失；分泌障碍
	X	迷走神经	一般躯体感觉、一般内脏感觉、一般内脏运动、特殊内脏运动		耳郭、外耳道皮肤感觉障碍；心动过速、内脏活动障碍；发音困难、声音嘶哑、发呛、吞咽障碍

第四节　内脏神经系统

1. 内脏神经按照纤维的性质，可分为感觉和运动两种纤维成分。

2. 内脏运动神经调节内脏、心血管的运动和腺体的分泌，又称为自主神经系统或植物神经系统。

3. 内脏感觉神经，其初级感觉神经元也位于脑神经节和脊神经节内，周围支则分布于内脏和心血管等处的内感受器，把感受到的刺激传递到各级中枢，也可到达大脑皮质。

一、内脏运动神经

内脏运动神经分为交感神经和副交感神经两部分，分别介绍如下。

（一）交感神经

1. 交感神经概述

（1）交感神经

①其低级中枢位于脊髓 T_1 ~ L_3 节段的灰质侧柱的中间外侧核。

②交感神经的周围部包括交感干、交感神经节，以及由节发出的分支和交感神经丛等。

③交感神经节分为椎旁神经节和椎前神经节。

（2）椎旁神经节：由交感神经低级中枢发出的一部分节前纤维经脊神经前根和前支止于脊柱两旁的交感神经节。

（3）椎前神经节：由交感神经低级中枢发出的另一部分节前纤维止于脊柱前方的交感神经节，包括腹腔神经节、肠系膜上神经节、肠系膜下神经节及主动脉肾神经节等。

（4）交通支：每个交感干神经节与相应的脊神经之间都有交通支，分白交通支和灰交通支。白交通支主要由有髓鞘的节前纤维组成。灰交通支连于交感干与 31 对脊神经前支之间，由交感干神经节细胞发出的节后纤维组成，多无髓鞘。

（5）交感神经节前纤维经脊神经前根、脊神经、白交通支进入交感干内，有 3 种去向：

①终止于相应的椎旁神经节交换神经元。

②在交感干内上行或下行后，终于上方或下方的椎旁神经节。

③穿过椎旁节，至椎前节换神经元。

（6）交感神经节后纤维也有 3 种去向：

①经灰交通支返回脊神经，随脊神经分布至头颈部、躯干和四肢的血管、汗腺和竖毛肌等。

②攀附动脉走行，在动脉外膜形成相应的神经丛。

③由交感神经节直接分布到所支配的脏器。

2. 交感神经的分布

（1）颈部

1）颈上神经节最大，呈梭形，位于第 1~3 颈椎横突前方，颈内动脉后方。

2）颈中神经节最小，有时缺如，多者达 3 个，位于第 6 颈椎横突处。

3）颈下神经节位于第 7 颈椎横突根部的前方，常与第 1 胸神经节合并成颈胸神经节（星状神经节）。

4）颈部交感干神经节发出的节后神经纤维的分布，可概括如下：

①经灰交通支连于 8 对颈神经，并随颈神经分支分布至头颈和上肢的血管、汗腺、竖毛肌等。

②直接至邻近的动脉，形成颈内动脉丛、颈外动脉丛、锁骨下动脉丛和椎动脉丛等，伴随动脉分支至头颈部的腺体、竖毛肌、血管、瞳孔开大肌。

③发出咽支，组成咽丛。

④发出颈上、中、下心神经，加入心丛。

（2）胸部：胸神经节每侧有 10~12 个。胸交感干发出下列分支：

①经灰交通支连接 12 对胸神经，并随其分布于胸腹壁的血管、汗腺、竖毛肌等。

②从上 5 对胸神经节发出许多分支，参加胸主动脉丛、食

管丛、肺丛及心丛等。

③内脏大神经，终于腹腔神经节。

④内脏小神经，终于主动脉肾神经节。

⑤内脏最小神经。

（3）腰部：约有4对腰神经节，位于腰椎体前外侧与腰大肌内侧缘之间。腰交感干发出分支有：

①灰交通支连接5对腰神经，并随腰神经分布。

②腰内脏神经，终于腹主动脉丛和肠系膜下丛内的椎前神经节，交换神经元后节后纤维分布至结肠左曲以下的消化道及盆腔脏器。

（4）盆部：有2～3对骶神经节和一个奇神经节。节后纤维的分支

①灰交通支，连接骶尾神经，分布于下肢及会阴部的血管、汗腺和竖毛肌。

②一些小支加入盆丛，分布于盆腔器官。

（二）副交感神经

1. 概述

（1）副交感神经的低级中枢位于脑干的一般内脏运动核和脊髓骶部第2～4节段灰质的骶副交感核，由这些核的神经元发出的纤维即节前纤维。

（2）周围部的副交感神经节，位于器官的周围或器官的壁内，称器官旁节和器官内节。

（3）颅部的副交感神经节较大，肉眼可见，有睫状神经节、下颌下神经节、翼腭神经节和耳神经节等。

2. 颅部副交感神经　其节前纤维行于第Ⅲ、Ⅶ、Ⅸ、Ⅹ对脑神经内。

（1）随动眼神经走行的副交感神经节前纤维，在睫状神经

节内交换神经元，节后纤维分布于瞳孔括约肌和睫状肌。

（2）随面神经走行的副交感神经节前纤维

①一部分节前纤维至翼腭神经节换神经元，节后纤维分布于泪腺、鼻腔、口腔以及腭黏膜的腺体。

②另一部分节前纤维，至下颌下神经节换神经元，节后纤维分布于下颌下腺和舌下腺。

（3）随舌咽神经走行的副交感节前纤维至耳神经节换神经元，节后纤维经耳颞神经分布于腮腺。

（4）随迷走神经走行的副交感节前纤维至胸、腹腔脏器附近或壁内的副交感神经节换神经元，节后纤维分布于胸、腹腔脏器（降结肠、乙状结肠和盆腔脏器等除外）。

3. 骶部副交感神经　组成盆内脏神经，加入盆丛，随盆丛分支分布到盆腔脏器。

（三）交感神经与副交感神经的主要区别

比较内容	交感神经	副交感神经
低级中枢的部位	脊髓胸腰部灰质的中间带外侧核	脑干一般内脏运动核和脊髓骶部的骶副交感核
周围部神经节	椎旁神经节和椎前神经节	器官旁节和器官内节
节前和节后纤维	节前纤维短，节后纤维长	节前纤维长，节后纤维短
节前神经元与节后神经元的比例	一个节前神经元的轴突可与许多节后神经元形成突触	一个节前神经元的轴突则与较少的节后神经元形成突触

比较内容	交感神经	副交感神经
分布范围	分布范围较广，除至头颈部、胸、腹腔脏器外，尚遍及全身血管、腺体、竖毛肌等	分布于胸、腹、盆腔脏器的平滑肌、心肌、腺体（肾上腺髓质除外）及瞳孔括约肌
对心脏的作用	心率加快，收缩力增强，冠状动脉舒张	心率减慢，收缩力减弱，冠状动脉收缩
对支气管的作用	支气管平滑肌舒张	支气管平滑肌收缩
对消化系统的作用	胃肠平滑肌蠕动减弱，分泌减少，括约肌收缩	胃肠平滑肌蠕动增强，分泌增加，括约肌舒张
对泌尿系统的作用	膀胱壁的平滑肌舒张，括约肌收缩（贮尿）	膀胱壁的平滑肌收缩，括约肌舒张（排尿）
对瞳孔的作用	瞳孔散大	瞳孔缩小

（四）内脏神经丛

1. 心丛　由两侧交感干的颈上、中、下神经节和 1~4 或 5 胸神经节发出的心支以及迷走神经的心支共同组成。分布于心肌。

2. 肺丛　肺丛由迷走神经的支气管支和交感干的 2~5 胸神经节的分支组成，也有心丛的分支加入，其分支随支气管和肺血管的分支入肺。

3. 腹腔丛　位于腹腔干和肠系膜上动脉根部周围。丛内主要有腹腔神经节、肠系膜上神经节、主动脉肾神经节等。由内脏大、小神经和迷走神经后干的腹腔支以及腰上部交感神经节的分支共同构成。

4. 腹主动脉丛　位于腹主动脉前面及两侧，接受第 1～2 腰交感神经节的分支。

（1）一部分纤维参加腹下丛的组成；另一部分纤维沿髂总动脉和髂外动脉组成与动脉同名的神经丛，随动脉分布于下肢血管、汗腺、竖毛肌。

（2）腹主动脉丛分出肠系膜下丛，沿同名动脉分支分布于结肠左曲至直肠上段的肠管。

5. 腹下丛

（1）上腹下丛：位于第 5 腰椎体前面，腹主动脉丛向下的延续部分。两侧接受下位 2 腰神经节发出的腰内脏神经，在肠系膜下神经节交换神经元。

（2）下腹下丛：即盆丛，接受骶部交感干的节后纤维和第 2～4 骶神经的副交感节前纤维。

二、内脏感觉神经

1. 内脏感觉神经元的细胞体亦位于脑神经节和脊神经节内。

2. 传导内脏感觉的脑神经节包括膝神经节、舌咽神经下节和迷走神经下节。神经节细胞的周围突分布于内脏器官，中枢突终止于孤束核。

3. 脊神经节细胞的周围突，随同交感神经和骶部副交感神经分布于内脏器官，中枢突随同脊神经后跟进入脊髓，终于灰质后角。

4. 内脏感觉神经与躯体感觉神经的不同之处。

（1）痛阈较高。

（2）弥散的内脏痛。

5. 牵涉性痛 当某些内脏器官发生病变时，常在体表一定区域产生感觉过敏或痛觉。比如心绞痛时，常在胸前区及左臂内侧皮肤感到疼痛；肝胆疾患时，常在右肩部感到疼痛。

6. 一些重要器官的神经支配

神经		特点
眼球	感觉神经	一般感觉冲动沿睫状长神经、鼻睫神经、眼神经、三叉神经进入脑干终于三叉神经感觉核
	交感神经	节前纤维起自脊髓 $T_1 \sim T_2$ 侧角，至颈上神经节交换神经元，节后纤维分布到瞳孔开大肌和血管，另有部分节后纤维到达瞳孔开大肌。交感神经兴奋，引起瞳孔开大
	副交感神经	节前纤维起自中脑动眼神经副核，在睫状神经节换元后，节后纤维分布于瞳孔括约肌和睫状肌。副交感神经兴奋，瞳孔缩小，睫状肌收缩
心	感觉神经	传导心脏的痛觉纤维，沿交感神经行走（颈上心神经除外），至脊髓 $T_1 \sim T_4$、T_5 节段；与心脏反射有关的感觉纤维，沿迷走神经行走，进入脑干
	交感神经	节前纤维起自脊髓侧角，至交感干颈上、中、下神经节和上部胸神经节换元，发出颈上、中、下心神经及胸心支，与来自迷走神经的副交感纤维一起构成心丛
	副交感神经	节前纤维发自迷走神经背核和疑核，在心神经节交换神经元，分布于心脏

小结速览

臂丛 {
胸长神经："翼状肩"
肌皮神经：不能屈肘
胸背神经：背阔肌瘫痪
正中神经："猿手"
腋神经："方形肩"
桡神经："垂腕"
尺神经："爪形手"
}

坐骨神经 {
胫神经："钩状足"
腓总神经："马蹄内翻足"
}

第十九章 神经系统的传导通路

● **重点** 感觉、运动传导通路。
○ **难点** 感觉传导通路。
★ **考点** 感觉、运动传导通路的具体路径。

第一节 感觉传导通路

一、本体感觉传导通路

（一）躯干和四肢意识性本体感觉和精细触觉传导通路

躯干和四肢意识性本体感觉和精细触觉传导通路由 3 级神经元组成。

1. 第 1 级神经元脊神经节细胞，其周围突分布于肌、腱、关节等处的本体觉感受器和皮肤的精细触觉感受器，中枢突进入脊髓后索，分为升支和降支。

（1）来自第 5 胸节以下的升支形成薄束；来自第 4 胸节以上的升支形成楔束。两束上行，分别止于延髓的薄束核和楔束核。

（2）短的降支至后角或前角，完成脊髓牵张反射。

2. 第 2 级神经元在薄、楔束核内，发出纤维经（内侧）丘系交叉，向上形成内侧丘系。

3. 第 3 级神经元的胞体在腹后外侧核，发出丘脑中央辐射投射至中央后回的中、上部和中央旁小叶后部，部分纤维投射至中央前回。

（二）躯干和四肢非意识性本体感觉传导通路

躯干和四肢非意识性本体感觉传导通路由 2 级神经元组成。

1. 第 1 级神经元 为脊神经节内假单极神经元，周围突分布于肌、腱、关节的本体感受器，中枢突终于 $C_8 \sim L_2$ 节段胸核和腰骶膨大第 V ~ VII 层外侧部。

2. 第 2 级神经元

（1）由胸核发出，组成脊髓小脑后束，经小脑下脚进入旧小脑皮质。

（2）由腰骶膨大第 V ~ VII 层外侧部的神经元，发出纤维组成脊髓小脑前束，经小脑上脚止于旧小脑皮质。

（3）以上第 2 级神经元传导躯干（除颈部外）和下肢的本体感觉。

（4）颈膨大部第 VI、VII 层和延髓的楔束副核，传导上肢和颈部的本体感觉。

二、痛温觉、粗略触觉和压觉传导通路

该通路又称浅感觉传导通路，由 3 级神经元组成。

（一）躯干和四肢痛温觉、粗触觉和压觉传导通路

1. 第 1 级神经元脊神经节细胞，中枢突中传导痛温觉的纤维（细纤维）在后根的外侧部进入脊髓经背外侧束再终止于第 2 级神经元；传导粗触压觉的纤维（粗纤维）经后根内侧部进入脊髓后索，再终止于第 2 级神经元。

2. 第 2 级神经元位于第 I、IV 到 VII 层，发出纤维上升 1 ~ 2 个节段经白质前连合到对侧，组成脊髓丘脑侧束和脊髓丘脑前束。侧束传导痛温觉，前束传导粗触觉和压觉。脊髓丘脑束上行，终止于背侧丘脑的腹后外侧核。

3. 第 3 级神经元的胞体在背侧丘脑的腹后外侧核，发出丘脑中央辐射，投射到中央后回中、上部和中央旁小叶后部。

（二）头面部的痛温觉和触压觉传导通路

1. 第 1 级神经元 即三叉神经节（除外耳道和耳甲的皮肤感觉传导外）内假单极神经元，其周围突经相应的三叉神经分支分布于头面部皮肤及口鼻黏膜的相关感受器，中枢突经三叉神经根入脑桥。

（1）传导痛温觉：三叉神经→三叉神经脊束→三叉神经脊束核。

（2）传导触压觉：三叉神经→三叉神经脊束→三叉神经脑桥核。

2. 第 2 级神经元 三叉神经脊束核和三叉神经脑桥核→三叉丘脑束→腹后内侧核。

3. 第 3 级神经元 背侧丘脑的腹后内侧核→内囊后肢→中央后回下部。

三、视觉传导通路和瞳孔对光反射通路

（一）视觉传导通路

1. 视觉传导通路包括 3 级神经元。视网膜视锥细胞和视杆细胞→双极细胞（第 1 级神经元）→节细胞（第 2 级神经元）→视神经→视交叉→视束→外侧膝状体（第 3 级神经元）→视辐射→内囊后肢→端脑距状沟上下的视区皮质。

2. 视野是指眼球固定向前平视时所能看到的空间范围。

3. 鼻侧半视野的物像投射到颞侧半视网膜，颞侧半视野的物像投射到鼻侧半视网膜，上半视野的物像投射到下半视网膜，下半视野的物像投射到上半视网膜。

4. 当视觉传导通路的不同部位受损时，可引起不同的视野缺损。

①视神经盘损伤，视野中出现较大暗点。黄斑部受损，中央视野有暗点，其他部位损伤则对应部位有暗点。

②一侧视神经损伤可致该侧眼视野全盲。

③视交叉中交叉纤维损伤可致双眼视野颞侧半偏盲。

④一侧视交叉外侧部的不交叉纤维损伤，患侧眼视野的鼻侧半偏盲。

⑤一侧视束及以后的视辐射、视区皮质受损，双眼病灶对侧半视野同向性偏盲。

（二）瞳孔对光反射通路

1. 光照一侧眼的瞳孔，引起两眼瞳孔缩小的反应称为瞳孔对光反射。

2. 光照侧的反应称直接对光反射，光未照射侧的反应称间接对光反射。

3. 通路如下　视网膜→视神经→视交叉→两侧视束→上丘臂→顶盖前区→两侧动眼神经副核→动眼神经→睫状神经节→节后纤维→瞳孔括约肌收缩→两侧瞳孔缩小。

	患侧眼		健康侧眼	
	直接对光反射	间接对光反射	直接对光反射	间接对光反射
视神经损伤	丧失（－）	存在（＋）	存在（＋）	丧失（－）
动眼神经损伤	丧失（－）	丧失（－）	存在（＋）	存在（＋）

四、听觉传导通路

1. 内耳的螺旋器（Corti 器）—蜗神经节内的双极细胞（第1

级神经元）—蜗神经—蜗腹侧核和蜗背侧核（第 2 级神经元）—斜方体—外侧丘系—下丘核（第 3 级神经元）—内侧膝状体（第 4 级神经元）—听辐射—大脑皮质的听区（颞横回）。

2. 少数蜗腹侧核和蜗背侧核的纤维不交叉，进入同侧外侧丘系；也有少数外侧丘系的纤维直接止于内侧膝状体；还有一些蜗神经核发出的纤维在上橄榄核换神经元，然后加入同侧的外侧丘系。

3. 听觉的反射中枢在下丘。下丘内神经元发出纤维到上丘，再由上丘神经元发出纤维，经顶盖脊髓束下行至脊髓的前角细胞，完成听觉反射。

五、平衡觉传导通路

1. 内耳半规管的壶腹嵴及前庭内的球囊斑和椭圆囊斑—前庭神经节内的双极细胞（第 1 级神经元）—前庭神经—前庭神经核群（第 2 级神经元）—内侧纵束—上升的纤维止于动眼、滑车和展神经核，完成眼肌前庭反射（如眼球震颤）；下降的纤维至副神经脊髓核和上段颈髓前角细胞，完成转眼、转头的协调运动。

2. 前庭神经外侧核发出纤维组成前庭脊髓束，完成躯干、四肢的姿势反射（伸肌兴奋、屈肌抑制）。

3. 前庭神经核群还发出纤维与部分前庭神经直接来的纤维，共同经小脑下脚（绳状体）进入小脑，参与平衡调节。

4. 前庭神经核群还发出纤维与脑干网状结构、迷走神经背核及疑核联系，故当平衡觉传导通路或前庭器受刺激时，可引起眩晕、呕吐、恶心等症状。

六、内脏感觉传导通路

1. 嗅觉 嗅细胞→嗅球换元→嗅丝→嗅束、嗅三角和外侧嗅纹→梨状前区、杏仁周区、杏仁体皮质内侧核。

2. 味觉 膝、舌咽和迷走神经下节细胞节中枢突→孤束核上段→背侧丘脑腹后内侧核→额叶岛盖、岛叶。

第二节 运动传导通路

锥体系由上运动神经元和下运动神经元组成。上运动神经元：位于大脑皮质的投射至脑神经一般躯体和特殊内脏运动核及脊髓前角运动神经元的传出神经元。下运动神经元：脑神经一般躯体和特殊内脏运动核和脊髓前角的运动神经细胞。

一、锥体系

锥体系的上运动神经元由位于中央前回和中央旁小叶前部的巨型锥体细胞（Betz 细胞）和其他型的锥体细胞以及位于额、顶叶部分区域的锥体细胞组成。顶叶部分区域的锥体细胞组成。上述神经元的轴突共同组成锥体束，其中，下行至脊髓的纤维束称皮质脊髓束；止于脑干内一般躯体和特殊内脏运动核的纤维束称皮质核束。

（一）皮质脊髓束

1. 中央前回上、中部和中央旁小叶前半部等处皮质的锥体细胞轴突→下行经内囊后肢的前部、大脑脚底中 3/5 的外侧部和脑桥基底部→延髓锥体→大部分纤维形成锥体交叉至对侧形成皮质脊髓侧束→沿途发出侧支，逐节终止于前角细胞（可达骶节），主要支配四肢肌。

2. 延髓锥体→皮质脊髓束中小部分未交叉的纤维→同侧脊髓前索内下行→形成皮质脊髓前束→达颈髓和上胸髓→经白质前连合逐节交叉至对侧，终止于前角运动神经元，支配躯干和上肢近端肌的运动。

3. 皮质脊髓前束中有一部分纤维始终不交叉而止于同侧脊髓前角运动神经元，主要支配躯干肌。

（二）皮质核束

1. 由中央前回下部的锥体细胞的轴突集合而成，下行至大脑脚底中 3/5 的内侧部，由此向下陆续分出纤维，大部分终止于双侧脑神经运动核（动眼神经核、滑车神经核、展神经核、三叉神经运动核、面神经核，支配面上部肌的细胞群、疑核和副神经脊髓核）。

2. 小部分纤维完全交叉到对侧→面神经核→面下部肌的神经元细胞群和舌下神经核→分别支配同侧面下部的面肌和舌肌。

3. **核上瘫** 一侧上运动神经元受损，对侧眼裂以下的面肌和对侧舌肌瘫痪，表现为病灶对侧鼻唇沟消失，口角低垂并向病灶侧偏斜，流涎，不能做鼓腮、露齿等动作，伸舌时舌尖偏向病灶对侧。

4. **核下瘫** 一侧面神经核的神经元受损，病灶侧所有的面肌瘫痪，表现为额横纹消失，眼不能闭，口角下垂，鼻唇沟消失等；一侧舌下神经核的神经元受损，病灶侧全部舌肌瘫痪，表现为伸舌时舌尖偏向病灶侧。

二、椎体外系

1. 是指锥体系以外的影响和控制躯体运动的所有传导路径，包括大脑皮质（主要是躯体运动区和躯体感觉区）、纹状体、背侧丘脑、底丘脑、中脑顶盖、红核、黑质、脑桥核、前庭核、小脑和脑干网状结构等以及它们的纤维联系。

2. 锥体外系的主要功能是调节肌张力、协调肌肉活动、维持体态姿势和习惯性动作（例如走路时双臂自然协调地摆动）等。

3. 锥体外系通路

（1）皮质—新纹状体—背侧丘脑—皮质环路。

（2）新纹状体—黑质环路。

（3）苍白球—底丘脑环路。

（4）皮质—脑桥—小脑—皮质环路。

第三节 神经系统传导通路的相关递质

1. 胆碱能通路以乙酰胆碱为神经递质。通路的分布：①运动传导路的下运动神经元（脑神经运动核和脊髓前角细胞），控制随意运动；②脑干网状结构非特异性上行激动系统；③脊髓后角—背侧丘脑—大脑皮质的特异性感觉投射；④交感神经节前神经元、副交感神经节前和节后神经元，控制内脏活动。

2. 胺能通路含有胺类神经递质，包括儿茶酚胺（去甲肾上腺素、肾上腺素和多巴胺）、5-羟色胺及组胺。

3. 氨基酸能通路

（1）神经递质为氨基酸，分兴奋性和抑制性两类，前者包括天冬氨酸、谷氨酸；后者包括 γ-氨基丁酸（GABA）、甘氨酸和牛磺酸。

（2）GABA 能通路包括：纹状体-黑质路径，隔区-海马路径，小脑-前庭外侧核路径，小脑皮质-小脑核往返路径，下丘脑乳头体-新皮质路径，黑质-上丘路径。

4. 肽能通路 肽类物质执行神经递质或调质的功能，研究较多的有 P 物质能通路、生长抑素能通路、后叶加压素和催产素能通路等。

小结速览

神经传导通路
- 本体（深）感觉传导通路
- 痛温觉、粗触觉和压觉传导通路
- 视觉传导通路
- 听觉传导通路
- 平衡觉传导通路
- 运动传导通路

第二十章 脑和脊髓的被膜、血管 及脑脊液循环

● **重点** 脑脊液及其循环
○ **难点** 脑和脊髓的血管
★ **考点** 脑和脊髓的被膜

第一节 脑和脊髓的被膜

脑和脊髓的表面包有三层被膜，由外向内依次为硬膜、蛛网膜和软膜。

一、脊髓的被膜

由外向内为硬脊膜、脊髓蛛网膜和软脊膜。

1. 硬脊膜

（1）由致密结缔组织构成。

（2）向上附于枕骨大孔边缘，与硬脑膜相延续；向下逐渐变细，包裹终丝，下端附于尾骨。

（3）硬脊膜与椎管内面的骨膜之间的间隙称硬膜外隙，略呈负压，有脊神经根通过，是临床上进行硬膜外麻醉的部位。

2. 脊髓蛛网膜

（1）为半透明的薄膜，位于硬脊膜与软脊膜之间，向上与脑蛛网膜相延续。

（2）脊髓蛛网膜与软脊膜之间较宽阔的间隙称蛛网膜下

隙，间隙内充满脑脊液。脊髓蛛网膜下隙向上与脑蛛网膜下隙相通。

3. 软脊膜　薄而富有血管，紧贴在脊髓的表面，并延伸至脊髓的沟裂中，在脊髓下端移行为终丝。

二、脑的被膜

脑的被膜自外向内依次为硬脑膜、脑蛛网膜和软脑膜。

（一）硬脑膜

1. 由厚而坚韧的两层合成，有丰富的血管和神经走形其间。外层兼具颅骨内膜的作用，与颅盖骨连接疏松，易于分离。当硬脑膜血管损伤时，可在硬脑膜与颅骨之间形成硬膜外血肿。

2. 硬脑膜形成的结构

（1）大脑镰：呈镰刀形伸入两侧大脑半球之间的大脑纵裂。

（2）小脑幕：形似幕帐，伸入大、小脑之间。

（3）小脑镰：自小脑幕下面正中伸入两小脑半球之间。

（4）鞍膈：张于前床突、鞍结节和鞍背上缘之间，封闭垂体窝，中央有一小孔容垂体柄通过。

3. 硬脑膜窦　硬脑膜在某些部位两层分开，内面衬以内皮细胞。窦内含静脉血。

主要硬脑膜窦种类及比较

硬脑膜窦	位置	走向
上矢状窦	大脑镰上缘	流入窦汇
下矢状窦	大脑镰下缘	向后汇入直窦
直窦	大脑镰与小脑幕连接处	由大脑大静脉和下矢状窦汇合而成，向后通窦汇

硬脑膜窦	位置	走向
窦汇	枕内隆凸	由上矢状窦与直窦在枕内隆凸处汇合扩大而成，向两侧移行为左、右横窦
横窦	枕骨横窦沟处	连接窦汇与乙状窦
乙状窦	乙状窦沟内	横窦的延续，在颈静脉孔处出颅续为颈内静脉
海绵窦	位于蝶鞍两侧	海绵窦与周围的静脉有广泛的交通和联系。它前方接受眼静脉，借眼静脉与面静脉交通，两侧接受大脑中浅静脉，向后外连通横窦、乙状窦或颈内静脉，向下与翼静脉丛相通

（二）脑蛛网膜

1. 脑蛛网膜薄而透明，与硬脑膜之间有硬膜下隙，与软脑膜之间有蛛网膜下隙。

2. 脑蛛网膜下隙内充满脑脊液。

（三）软脑膜

1. 软脑膜薄而富有血管和神经，覆盖于脑的表面并伸入沟裂内。

2. 在脑室的一定部位，软脑膜及其血管与该部的室管膜上皮共同构成脉络组织。

3. 在某些部位，脉络组织的血管反复分支成丛，连同其表面的软脑膜和室管膜上皮一起突入脑室形成脉络丛。脉络丛是产生脑脊液的主要结构。

第二节　脑和脊髓的血管

一、脑的血管

（一）脑的动脉

以顶枕沟为界，大脑半球的前 2/3 和部分间脑由颈内动脉供应，大脑半球后 1/3 及部分间脑、脑干和小脑由椎动脉供应。

1. 大脑动脉环（Willis 环）

（1）由两侧大脑前动脉起始段、两侧颈内动脉末段、两侧大脑后动脉借前、后交通动脉组成。

（2）位于脑底下方，蝶鞍上方，环绕视交叉、灰结节及乳头体周围。

（3）此环使两侧颈内动脉系与椎－基底动脉系相交通，作为一种代偿的潜在装置，当此环的某一处被阻断时，可在一定程度上通过大脑动脉环使血液重新分配和代偿，以维持脑的血液供应。

2. 颈内动脉　其虹吸部常呈"U"形或"V"形弯曲，是动脉硬化的好发部位。

动脉		走行	分布范围
颈内动脉	大脑前动脉	在视神经上方向前内行，进入大脑纵裂，沿胼胝体沟向后行	皮质支分布于顶枕沟以前的半球内侧面、额叶底面的一部分和额、顶两叶上外侧面的上部；中央支自大脑前动脉的近侧段发出，经前穿质入脑实质，供应尾状核、豆状核前部和内囊前肢

续表

动脉		走行	分布范围
颈内动脉	大脑中动脉	颈内动脉的直接延续	营养大脑半球上外侧面的大部分和岛叶, 其中包括躯体运动中枢、躯体感觉中枢和语言中枢 大脑中动脉途经前穿质时, 发出一些细小的豆纹动脉, 营养尾状核、豆状核、内囊膝和后肢的前部
	脉络丛前动脉	沿视束下面向后外行, 经大脑脚与海马旁回的钩之间进入侧脑室下角, 终止于脉络丛	沿途发出分支供应外侧膝状体、内囊后肢的后下部、大脑脚底的中1/3及苍白球等结构
	后交通动脉	在视束下面行向后, 与大脑后动脉吻合	
椎动脉	脊髓前、后动脉	起自锁骨下动脉, 向上穿第6至第1颈椎横突孔, 经枕骨大孔进入颅腔, 入颅后的左、右椎动脉合并成基底动脉, 沿脑桥腹侧的基底沟上行, 至脑桥上缘分为左、右大脑后动脉	
	小脑下后动脉		分支分布于小脑下面的后部和延髓后外侧
	脑桥动脉		脑桥基底部
基底动脉	迷路动脉		内耳迷路
	小脑下前动脉		小脑下部的前份
	小脑上动脉		小脑上部
	大脑后动脉		皮质支分布于颞叶的内侧面、底面及枕叶; 中央支由起始部发出, 经后穿质入脑实质, 供应背侧丘脑、内侧膝状体、下丘脑和底丘脑等

（二）脑的静脉

脑的静脉无瓣膜，不与动脉伴行，可分为浅、深两组，两组之间相互吻合。

静脉		收集范围	注入的血管
浅组（以大脑外侧沟为界）	大脑上静脉	收集大脑半球上外侧面和内侧面上部的血液	上矢状窦
	大脑下静脉	收集大脑半球上外侧面下部和半球下面的血液	注入横窦和海绵窦
	大脑中静脉	大脑中浅静脉收集半球上外侧面近外侧沟附近的静脉，大脑中深静脉收集岛叶的血液，与大脑前静脉和纹状体静脉汇合成基底静脉	大脑中浅静脉注入海绵窦；基底静脉注入大脑大静脉
深组	大脑内静脉	收集大脑深部的髓质、基底核、间脑、脑室脉络丛等处的静脉血	汇成一条大脑大静脉注入直窦
	大脑大静脉		

二、脊髓的血管

1. 脊髓的动脉

（1）椎动脉发出脊髓前动脉和脊髓后动脉。脊髓前动脉的分支主要分布于脊髓前角、侧角、灰质连合、后角基部、前索和外侧索。脊髓后动脉的分支则分布于脊髓后角的其余部分和后索。

（2）节段性动脉

2. 脊髓的静脉 脊髓内的小静脉汇集成脊髓前、后静脉，注入硬膜外隙的椎内静脉丛。

第三节 脑脊液及其循环

1. 概念 脑脊液是充满脑室系统、蛛网膜下隙和脊髓中央管内的无色透明液体。主要由脑室脉络丛产生，少量由室管膜上皮和毛细血管产生。

2. 功能 对中枢神经系统起缓冲、保护、运输代谢产物和调节颅内压。

3. 循环途径 侧脑室脉络丛→（经室间孔）→第三脑室→（经中脑水管）→第四脑室→（经正中孔、外侧孔）→蛛网膜下隙→（经蛛网膜粒）→硬脑膜窦（主要是上矢状窦）→回流入血。

第四节 脑屏障

1. 概念 中枢神经系统内有对物质在毛细血管或脑脊液与脑组织间转运过程中进行一定限制或选择的相应结构，该结构即脑屏障。

2. 功能 对于保持中枢神经系统内神经元的正常活动，维持稳定的微环境，使微环境中的氧、有机物及无机离子浓度平衡和稳定，具有重要作用。

3. 构成

（1）血–脑屏障：位于血液与脑和脊髓的神经细胞之间，其结构基础是：①脑和脊髓内的毛细血管；②毛细血管基膜；③胶质膜。

（2）血－脑脊液屏障：位于脑室脉络丛的血液与脑脊液之间，其结构基础是脉络丛上皮细胞间隙的顶部有闭锁小带。

（3）脑脊液－脑屏障：位于脑室和蛛网膜下隙的脑脊液与脑、脊髓的神经细胞之间，其结构基础是室管膜上皮、软脑膜和软膜下胶质膜。

小结速览

脑和脊髓的被膜
脑和脊髓的血管
脑脊液：由脉络丛产生
脑屏障：血－脑屏障、血－脑
脊液屏障、脑脊液－脑屏障

第二十一章 内分泌系统

● **重点** 内分泌系统的组成及功能。
○ **难点** 腺体的结构及功能。
★ **考点** 内分泌腺所分泌的激素及作用。

内分泌系统由内分泌腺和内分泌组织组成。

1. 内分泌腺与一般腺体最显著的不同是没有排泄管，其分泌的物质称激素，直接进入血液被运送至全身，作用于特定的靶器官。

2. 内分泌组织以细胞团分散存在于机体的其他器官或组织内。

3. 人体内的内分泌腺或内分泌组织包括垂体、甲状腺、甲状旁腺、肾上腺、胰岛、松果体、胸腺和性腺等。

内分泌腺	位置	结构	特点	作用
垂体	颅底蝶鞍的垂体窝内	腺垂体和神经垂体	腺垂体包括远侧部、结节部和中间部；神经垂体由神经部和漏斗组成。垂体前叶：垂体远侧部和结节部，分泌生长激素、促甲状腺激素、促肾上腺皮质激素和促性腺激素。垂体后叶：腺垂体的中间部和神经垂体的神经部	神经垂体能贮存和释放加压素（抗利尿素）及催产素。加压素作用于肾，增加对水的重吸收，减少水分由尿排除；催产素有促进子宫收缩和乳腺泌乳的功能

续表

内分泌腺	位置	结构	特点	作用
甲状腺	颈前部	左、右两个侧叶和甲状腺峡	甲状腺的外膜为纤维囊。甲状腺被气管前筋膜包裹，该筋膜形成甲状腺假被膜，即甲状腺鞘	分泌甲状腺素，可提高神经兴奋性，促进生长发育
甲状旁腺	上甲状旁腺位置比较恒定，在甲状腺侧叶后缘上、中 1/3 交界处；下甲状旁腺的位置变异较大，多位于甲状腺侧叶后缘近下端的甲状腺下动脉处	扁椭圆形腺体		分泌甲状旁腺素，调节钙磷代谢，维持血钙平衡
肾上腺	左、右各一，分别位于左、右肾的上内方，与肾共同被包裹在肾筋膜内	皮质和髓质	肾上腺实质由周边的皮质和中央的髓质两部分构成	肾上腺皮质可分泌调节体内水盐代谢的盐皮质激素、调节碳水化合物代谢的糖皮质激素、影响性行为和副性特征的性激素；可分泌肾上腺素和去甲肾上腺素，它们能使心跳加快，心收缩力加强，小动脉收缩以维持血压稳定等

续表

内分泌腺	位置	结构	特点	作用
松果体	上丘脑缰连合的后上方			合成和分泌褪黑素，可抑制垂体促性腺激素的释放，间接影响性腺的发育

小结速览

内分泌腺
- 垂体
  - 腺垂体
    - 生长激素
    - 促甲状腺激素
    - 促肾上腺皮质激素
    - 促性腺激素
  - 神经垂体
    - 抗利尿激素：促进肾远曲小管和集合管重吸收
    - 催产素：促进子宫平滑肌收缩和乳腺分泌
- 甲状腺：甲状腺激素，提高神经兴奋性，促进生长发育
- 甲状旁腺：甲状旁腺素，调节体内钙和磷的代谢
- 肾上腺
  - 皮质
    - 盐皮质激素：调节体内水盐代谢
    - 糖皮质激素：调节碳水化合物代谢
    - 性激素：影响第二性征
  - 髓质
    - 肾上腺素：作用于心肌，使心跳加快，心肌收缩力加强
    - 去甲肾上腺素：使小动脉平滑肌收缩，以维持血压稳定
- 内分泌组织
  - 胰岛
  - 睾丸内的间质细胞
  - 卵巢内的卵泡和黄体